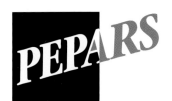

【ペパーズ】
編集企画にあたって…

　頭蓋顎顔面領域は，血流が良好で，さらにリンパ節や扁桃などの免疫機構が発達していることから，他の身体部位と比べて重大な感染症に遭遇する頻度は決して高くはありません．また，近年の医学の発達と普及によって新しい薬剤や治療機材，インプラントが開発され治療成績も飛躍的に向上してきています．しかし，いかに医学が進歩しても，むしろ医学が進歩したからこそ，一度感染症を発症すると強力な耐性菌を起因とする対処困難な事態に陥り，髄液腔や頸動脈周囲に感染が広がれば時に死に直結する可能性すらあります．そこで，今回は「頭蓋顎顔面外科の感染症対策」と題して，この分野の第一線でご活躍されている諸先生にお願いし，頭蓋顎顔面領域の治療上知っておくべき感染症の病態や対処法や最新の知見について，形成外科のみならず内科，歯科，口腔外科の先生方にご執筆いただきました．まず頭蓋顎顔面領域の感染症に対する抗菌剤治療の総論に始まり，平成24年に保険収載された周術期口腔機能管理の現状と運用，我々形成外科医が見逃しがちな外歯瘻とその治療の現状，ARONJを含む薬剤性あるいは放射線治療による顎骨壊死の問題，脳神経外科による外減圧後の頭蓋骨弁の感染とその対策，NFOT (Naso-frontal outflow tract) や Breschet of foramina を含めた前頭洞の解剖に基づく外傷の治療概念，感染歯を有する顔面骨折治療上の留意点と感染歯への対応，SSI の概念に基づく頭頸部再建手術に関連する感染症の対策，先天異常症例の頭蓋や顔面の骨切り術に於ける感染対策，顎矯正手術の感染対策に配慮した周術期管理の実際などを取り上げました．

　多くの診療科が携わる頭蓋顎顔面領域は診療科の垣根を越えて広い視野から診療にあたることが望まれます．各分野において第一線でご活躍され，指導的立場におられる先生方に経験症例をご提示いただきながら，わかりやすく解説して頂きました．頭蓋顎顔面領域の治療に携わる先生方にとって，今後遭遇しうる感染症とその対処法や予防法を知っておくことは，今後の日常診療の治療精度の向上に大いに役立つものと確信しております．本特集は今までほとんど取り上げられることのなかったユニークなテーマであり，頭蓋顎顔面領域の疾患を有する多くの患者さんと，治療にあたる諸先生のお役に立てば幸甚です．

2017 年 12 月

宮脇剛司

KEY WORDS INDEX

和 文

― あ 行 ―
壊死性筋膜炎 1

― か 行 ―
外歯瘻 15
顎顔面外傷 68
顎顔面骨骨折 68
顎矯正手術 79
顎骨壊死 9
感染根管治療 15
感染症 63
がん治療 9
顔面部感染症 1
救済手術 54
抗菌薬 1
口腔粘膜炎 9
骨延長術 63
骨吸収抑制薬関連顎骨壊死 24
骨弁感染 36
根尖性歯周炎 15,68
根尖病変 15

― さ 行 ―
再建 54
歯性感染症 15,68
歯性上顎洞炎 68
周術期管理 79
周術期口腔機能管理 9
手術部位感染症 1,54,79
術後感染 9
術後感染症 79
術後肺炎 9
髄液鼻漏 45
切除的外科治療 24
前頭骨骨折 45
前頭洞炎 45
前頭洞頭蓋化 45
前頭洞粘液囊腫 45

― た 行 ―
智歯周囲炎 68

デノスマブ 24
デブリードマン 54
頭蓋顔面外科 63
頭蓋形成術 36,63
頭蓋再建 36
頭蓋内感染症 1
頭蓋部感染症 1
頭頸部 54
ドレーン法 79

― は 行 ―
ビスフォスフォネート製剤 24
鼻前頭管 45
皮膚軟部組織感染症 1
保存的外科治療 24

― や 行 ―
有茎筋皮弁 54
予防的抗菌薬投与 79

― ら 行 ―
Le Fort Ⅲ型骨延長術 63

欧 文

― A・B ―
antibacterial agent 1
antimicrobial prophylaxis 79
apical periodontitis 15,68
ARONJ 24
bisphosphonate 24
bone flap infection 36

― C・D ―
cancer therapy 9
cerebrospinal fluid rhinorrhea 45
conservative surgery 24
cranial infection 1
cranial reconstruction 36
cranialization 45
craniofacial surgery 63
cranioplasty 36,63
debridement 54

denosumab 24
dental infection 15
distraction osteogenesis 63
drainage 79

― E・F ―
external dental fistula 15
facial infection 1
frontal bone fractures 45
frontal cyst 45
frontal sinusitis 45

― H・I ―
head and neck 54
infected root canal treatment 15
infection 63
intracranial infection 1

― L～N ―
Le Fort Ⅲ midface distraction 63
maxillofacial fracture 68
maxillofacial trauma 68
nasofrontal outflow tract 45
necrotizing fasciitis 1

― O・P ―
odontogenic infection 68
odotogenic sinusitis 68
oral mucositis 9
orthognathic surgery 79
osteonecrosis of the jaw 9
pedicled musculocutaneous flap 54
periapical lesion 15
pericoronitis of wisdom tooth 68
perioperative management 79
perioperative oral management 9
postoperative infection 9,79
postoperative pneumonia 9

― R・S ―
reconstruction 54
resective surgery 24
salvage operation 54
skin soft tissue infection 1
surgical site infection；SSI 1,54,79

WRITERS FILE

ライターズファイル（五十音順）

久野　彰子
（ひさの　あきこ）
- 1993年　日本歯科大学歯学部卒業，臨床研修医
- 1994年　同大学附属病院高齢者歯科診療科入局
- 1999年　同大学附属病院高齢者歯科，助手
- 2001年　同大学歯学部歯周病学講座，助手
- 2010年　同大学附属病院総合診療科，講師
- 2015年　日本医科大学付属病院口腔科（周術期），部長

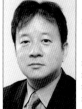

石田　勝大
（いしだ　かつひろ）
- 1994年　東京慈恵会医科大学卒業
- 1994年　国立国際医療センター胸部外科
- 1996年　埼玉医科大学第一外科
- 1998年　東京慈恵会医科大学形成外科
- 2002年　国立がんセンター東病院頭頸科，形成再建外科
- 2004年　東京慈恵会医科大学形成外科

北村　和夫
（きたむら　かずお）
- 1986年　日本歯科大学歯学部卒業
- 1986年　同大学院歯学研究科歯科臨床系入学
- 1990年　同大学院歯学研究科歯科臨床系修了
- 1990年　同大学歯学部歯科保存学教室第一講座，助手
- 1997年　同大学歯学部歯科保存学教室第一講座，講師
- 2009年　同大学附属病院総合診療科，准教授
- 2015年　同大学附属病院総合診療科，教授
- 2016年　同大学附属病院，研修部長

三川　信之
（みつかわ　のぶゆき）
- 1991年　東京医科大学卒業
- 昭和大学形成外科入局
- 1995年　同大学院修了
- 1997年　同大形成外科，助手
- 1998年　丸山記念総合病院形成外科，部長
- 2000年　聖マリア病院形成外科
- 2002年　同，部長
- 2009年　昭和大学形成外科，専任講師
　　　　　Great Ormond Street Hospital for Children, Craniofacial Center (London) 留学
- 2010年　Necker 小児病院, Craniofacial Unit (Paris) 留学
- 2011年　千葉大学大学院医学研究院形成外科学，准教授
- 2016年　同，教授

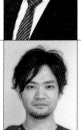

今村　栄作
（いまむら　えいさく）
- 1991年3月　東北大学歯学部歯学科卒業
- 4月　鶴見大学歯学部附属病院口腔外科第一講座入局
- 10月　長野県厚生連佐久総合病院歯科口腔外科，研修医
- 1993年4月　横浜労災病院歯科口腔外科（研修医，専修医）
- 1995年4月　鶴見大学歯学部附属病院口腔外科
- 1996年4月　鶴見大学歯学部口腔外科第一講座，助手
- 1996年10月　横浜南共済病院歯科口腔外科（医員，医長）
- 2001年6月　横浜総合病院歯科口腔外科，部長

篠塚　啓二
（しのつか　けいじ）
- 2004年　日本歯科大学歯学部卒業，千葉大学医学部附属病院員（研修医）
- 2012年　同大学大学院医学薬学府修了
- 筑波大学医学医療系，助教
- 2013年　University of Texas MD Anderson Cancer Center, Visiting Assistant Professor
- 2015年　帝京大学医学部形成・口腔顎顔面外科学講座，講師
- 2016年　日本大学歯学部口腔外科学講座，助教

宮脇　剛司
（みやわき　たけし）
- 1989年　東京慈恵会医科大学卒業
- 1989年　同愛記念病院にて研修
- 1992年　東京慈恵会医科大学形成外科学講座入局
- 1999〜2001年　留学　米国ミシガン州プロビデンス病院，オハイオ州クリーブランドクリニック，テキサス州サウスウェスタン大学
- 2002年　東京慈恵会医科大学形成外科学講座，講師
- 2007年　同，准教授
- 2015年　同，教授

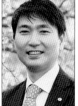

管野　貴浩
（かんの　たかひろ）
- 2001年　九州歯科大学歯学科卒業
- 2005年　同大学大学院博士課程修了
- 2005年　香川県立中央病院歯科口腔外科，医員
- 2006年　ドイツミュンヘン大学口腔顎面外科留学
- 2007年　スイスベルン大学頭蓋顎顔面外科留学
- 2008年　香川県立中央病院歯科口腔外科，医員
- 2012年　島根大学医学部歯科口腔外科学講座，講師
　　　　　同大学医学部附属病院，顎顔面外傷センター長
- 2013年　同大学大学院医学系研究科，講師
- 2014年　同大学歯科口腔外科，副診療科長

高木　尚之
（たかぎ　なおゆき）
- 2003年　東北大学卒業
- 2006年　同大学形成外科入局
- みやぎ県南中核病院形成外科
- 2008年　山形県立新庄病院形成外科
- 2009年　東北大学形成外科
- 2016年　同大学大学院修了
- 同大学形成外科，助教

元村　尚嗣
（もとむら　ひさし）
- 1995年　大阪市立大学医学部卒業
- 同大学形成外科入局
- 1995年　浜松労災病院形成外科
- 1997年　石切生喜病院形成外科
- 1999年　天理よろづ相談所病院形成外科
- 2001年　大阪市立大学形成外科，医員
- 2005年　同大学形成外科，講師
- 2011年　独 Ludwig-Maximilians-Universität München 留学
- 2014年　大阪市立大学形成外科，准教授
- 2015年　同，教授

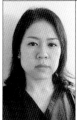

北　梢
（きた　こずえ）
- 2009年　日本歯科大学生命歯学部卒業
- 2010年　同大学附属病院総合診療科
- 2015年　日本医科大学付属病院口腔科（周術期），助教
- 2016年　日本大学歯学部大学院歯学研究科修了

外木　守雄
（とのぎ　もりお）
- 1983年　東京歯科大学卒業
- 1987年　同大学院歯学研究科口腔外科学専攻修了，歯学博士
- 2002年　米国 Stanford 大学医学部機能再建外科学教室睡眠外科，客員研究員
- 2011年　東京歯科大学口腔健康臨床科学講座，准教授
- 2015年　日本大学歯学部口腔外科学講座口腔外科学分野，教授

吉田　正樹
（よしだ　まさき）
- 1985年　東京慈恵会医科大学卒業
- 1987年　同大学第二内科学教室入局
- 2003年　同大学内科学講座，講師
- 2013年　同大学感染制御科，准教授
- 2017年　同大学感染制御科，教授

CONTENTS

頭蓋顎顔面外科の感染症対策
編集／東京慈恵会医科大学教授　宮脇剛司

頭蓋顎顔面領域の感染症とその対策……………………………………………吉田正樹　　**1**
　　頭蓋顎顔面領域の感染症では，S. aureus や S. pyogenes などのグラム陽性菌や嫌気性菌の関与が重要である．MRSA などの耐性菌も関与する場合も多く，原因菌を同定し適切な抗菌薬を選択することが重要である．

周術期口腔機能管理の現状……………………………………………………久野彰子ほか　　**9**
　　全身状態の悪い患者こそ，口腔内を清潔にし，感染源を取り除く処置がより重要となる．医科と歯科が連携し，口腔機能管理を行う意義と現状についてまとめた．

外歯瘻の治療………………………………………………………………………北村和夫　　**15**
　　外歯瘻は，歯性の化膿性炎の皮膚への排膿路である．したがって，外歯瘻に対して，切開や切除を繰り返しても治癒は得られない．原因菌を特定し，原因菌の歯科治療を行うことが大切である．

歯性感染症と顎骨壊死(特に ARONJ 症例に対する治療と現状)…………今村栄作　　**24**
　　一度発症すると難治性疾患となる顎骨壊死について，手術や再建を含めて今後我々はどう対応していけばよいかを解説する．

脳外科での頭蓋骨再移植後の骨髄炎…………………………………………高木尚之ほか　　**36**
　　脳外科術後骨弁感染に対する治療は，単に硬組織を再建し皮膚を閉じるという発想では再露出して痛い目にあう．感染対策，再露出対策を妥協せず行うことが重要である．

前頭洞を含む頭蓋骨骨折の治療と遅発性合併症の治療……………………石田勝大　　**45**
　　近年，NFOT の処置方法は前頭洞充填術もしくは頭蓋化を行う傾向になりつつある．NFOT 損傷は遅発性合併症の観点より経過観察より手術治療がよいとされ，初期の積極的な手術治療が選択されつつある．

◆編集顧問／栗原邦弘　中島龍夫
　　　　　百束比古　光嶋　勲
◆編集主幹／上田晃一　大慈弥裕之

【ペパーズ】
PEPARS No.133/2018.1◆目次

頭頸部再建手術での感染症と対策 ……………………………………元村尚嗣ほか 54

頭頸部再建手術を成功させるためには，手術部位感染症(surgical site infection；SSI)に対する知識の習得とその予防対策が必須である．SSIの知識を踏まえ，術前のSSI予防，術中のSSI予防，術後のSSI予防を心がけることが重要である．SSIが発症してしまった場合は，速やかな感染源の同定と除去が必要で，後療法の遅れや患者の意欲の低下を防ぐためにも適切なリカバリー手術を速やかに行うことを検討する．

頭蓋形成術・顔面骨切り術での感染対策 ………………………………三川信之 63

頭蓋形成術や顔面骨切り術は小児に施行する場合も少なくなく，重篤な合併症である術後感染症への対策は不可欠な課題である．術中，術後を通しての感染防止対策を概説する．

感染歯を有する顎顔面骨骨折治療における感染対策 …………………管野貴浩ほか 68

感染歯とは，"う蝕歯から歯髄死を誘発した根尖性歯周炎および歯冠周囲炎，歯周炎などの辺縁性感染"を通常指し，外傷患者さんの口腔内でのこれらの評価が重要です．顎顔面骨骨折の画像および臨床診断において，顎骨内にこれらの感染歯を併発している症例は多く，① 治療に先立って感染歯の治療を要したり，② 感染歯を考慮した外傷治療方針の選択や，③ 顎顔面骨骨折治療後の対応について解説する．

顎矯正手術の術後感染症対策における周術期管理の実際 ……………篠塚啓二ほか 79

顎矯正手術は，特に安全性が要求される手術であるが，常に感染のリスクを伴う．当院で行っている顎矯正手術の周術期管理の現状について述べるとともに，特に感染予防対策について解説する．

| ライターズファイル……………………………前付3
| Key words index……………………………前付2
| PEPARS　バックナンバー一覧……………92〜93
| PEPARS　次号予告……………………………94

「PEPARS®」とは Perspective Essential Plastic Aesthetic Reconstructive Surgery の頭文字より構成される造語．

みみ・はな・のど
感染症への上手な抗菌薬の使い方
－知りたい、知っておきたい、知っておくべき使い方－

好評書籍

編集　鈴木賢二
　　　藤田保健衛生大学医学部名誉教授
　　　医療法人尚德会ヨナハ総合病院院長

B5判　136頁　2色刷　定価5,200円＋税　2016年4月発行

まずは押さえておきたい1冊!!

耳鼻咽喉科領域の主な感染症における抗菌薬の使用法について、使用にあたり考慮すべき点、疾患の概念、診断、治療等を交えながら、各分野のエキスパート達が詳しく解説！

投薬の禁忌・注意・副作用ならびに併用禁忌・注意一覧表付き

■目　次■

I．これだけは"知りたい"抗菌薬の使い方
1. PK/PDを考慮した使い方
2. 耳鼻咽喉科領域の感染症治療薬と併用薬との薬物相互作用
3. 乳幼児・小児への使い方
4. 高齢者への使い方
5. 妊婦、授乳婦への使い方
6. 肝腎機能を考慮した使い方

II．これだけは"知っておきたい"抗菌薬の使い方
1. 慢性中耳炎
2. 慢性鼻副鼻腔炎
3. 慢性扁桃炎、習慣性扁桃炎
4. 咽喉頭炎
5. 唾液腺炎

III．これだけは"知っておくべき"抗菌薬の使い方
1. 急性中耳炎
2. 急性鼻副鼻腔炎
3. 急性扁桃炎
4. 扁桃周囲炎、扁桃周囲膿瘍
5. 喉頭蓋炎
6. 蜂窩織炎
7. 深頸部膿瘍

索引

投薬の禁忌・注意・副作用
ならびに併用禁忌・注意一覧

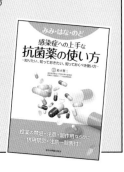

全日本病院出版会　〒113-0033　東京都文京区本郷3-16-4　Tel：03-5689-5989
http://www.zenniti.com　Fax：03-5689-8030

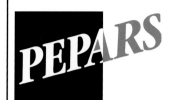

◆特集/頭蓋顎顔面外科の感染症対策

頭蓋顎顔面領域の感染症とその対策

吉田　正樹*

Key Words：皮膚軟部組織感染症(skin soft tissue infection)，壊死性筋膜炎(necrotizing fasciitis)，頭蓋内感染症(intra-cranial infection)，頭蓋部感染症(cranial infection)，顔面部感染症(facial infection)，手術部位感染症(surgical site infection；SSI)，抗菌薬(antibacterial agent)

Abstract　頭蓋顎顔面領域の感染症，皮膚軟部組織の感染症の原因菌は，S. aureus，S. epidermidis，S. pyogenes などのグラム陽性球菌，嫌気性菌の頻度が高い．壊死組織のデブリードマン，膿瘍のドレナージなどの外科的処置に加えて，原因菌をカバーする抗菌薬を初期治療で使用することが重要である．培養結果が出ていない時には，可能性のある菌をカバーすることは必要であるが，抗菌薬を使用する前に必ず培養検査を行い，原因菌が判明したら，De-escalation(広域スペクトラムより狭域スペクトラムの抗菌薬へ変更)を行う必要がある．

はじめに

　頭蓋顎顔面領域の感染症，皮膚軟部組織の感染症の原因菌は，Staphylococcus aureus(S. aureus)，Staphylococcus epidermidis(S. epidermidis)，Streptococcus pyogenes(S. pyogenes)などのグラム陽性球菌，嫌気性菌の頻度が高い．壊死組織のデブリードマン，膿瘍のドレナージなどの外科的処置に加えて，原因菌をカバーする抗菌薬を初期治療で使用することが重要である．培養結果が出ていない時には，可能性のある菌をカバーすることは必要であるが，抗菌薬を使用する前に必ず培養検査を行い，原因菌が判明したら，De-escalation(広域スペクトラムより狭域スペクトラムの抗菌薬へ変更)を行う必要がある．

　頭蓋顎顔面領域の感染症を，皮膚軟部組織の感染症と頭蓋内，頭蓋部，顔面部，頸部，頭頸部再建後の感染症に分けて記述した．外科的処置が必要となる可能性のある感染症，外傷に伴う感染症について述べ，髄膜炎のような内科的治療のみの感染症は除外した．

皮膚軟部組織感染症

1．伝染性膿痂疹

　伝染性膿痂疹は，S. aureus，S. epidermidis，S. pyogenes によって引き起こされ，水疱を形成する水疱性膿痂疹と痂皮が付着する痂皮性膿痂疹に分けられる．発症すると接触感染を引き起こす．

A．水疱性膿痂疹

　原因菌は，S. aureus が多く，虫刺されやアトピー性皮膚炎で掻破して，びらんを形成し，2次的に細菌感染を合併すると，膿痂疹へと進行する場合がある．最近では，Methicillin-resistant S. aureus(MRSA)による膿痂疹も少なくなく，その中でも市中感染型(community-acquired MRSA；CA-MRSA)が多い．抗菌薬療法の前に，培養を行っておくことは必要である．治療は，軽症の膿痂疹であれば，ニューキノロン系薬軟膏で改善を認めることも多いが，通常はセフェム系薬(cefaclor(CCL)：750 mg/日または cefdinir(CFDN)：600 mg/日*(＊：保険適応外の用量))の内服を併

---

* Masaki YOSHIDA，〒105-8471　東京都港区西新橋 3-19-18　東京慈恵会医科大学感染制御科，教授/同大学附属病院感染制御部，診療副部長

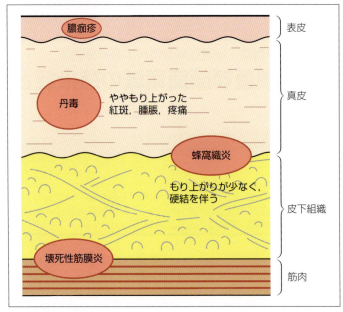

図 1. 膿痂疹，丹毒，蜂窩織炎，壊死性筋膜炎の感染部位

用する[1]．CA-MRSA では，感受性を示す株であれば，fosfomycin(FOM)，minocycline(MINO)，キノロン系薬が使用される．

B．痂皮性膿痂疹

原因菌は，S. pyogenes(A 群 β 溶血性)が多く，S. aureus も少なくない．アトピー性皮膚炎に合併することが多く，びらん，発赤，紅斑，膿疱，痂皮，腫脹，疼痛を伴う．S. pyogenes(A 群 β 溶血性)による痂皮性膿痂疹の治療は，ペニシリン系薬(amoxicillin(AMPC)：750～1,000 mg/日)またはセフェム系薬(CCL：750 mg/日)の内服であるが，症状が強い場合は，ペニシリン系薬(ampicillin(ABPC)：1～4 g/日)を点滴静注で投与する．

2．丹　毒

真皮に感染したもの(図 1)で，感染した皮膚と正常皮膚との境界は明瞭で，顔面に発生しやすい．外傷に続いて発症するが，傷がないこともある．原因菌は S. pyogenes(A 群 β 溶血性)によるものが多く，B，C，G 群また S. aureus によるものもある．症状は発熱，悪寒，倦怠感，頭痛などの全身症状を伴って発症し，局所の灼熱感，痛みを伴う．病変部近くのリンパ節は腫脹し，顔面の場合は両側に拡大することもある．治癒期には落屑を生じる．治療は，ペニシリン系抗菌薬(clavulanic acid/amoxicillin(CVA/AMPC)：250 mg/1,500 mg/日*)，セフェム系薬(cephalexin(CEX)：1,000～2,000 mg/日*，CCL：500～1,500 mg/日)が使用される[2]．再発予防，糸球体腎炎の併発の予防のために 10～14 日は継続投与する必要がある．深部にまで達する重症例では入院し，抗菌薬(sulbactam/ampicillin(SBT/ABPC)：6～12 g/日*，cefazoline(CEZ)：3～6 g/日*)の点滴治療を行う．

3．軟部組織感染症

軟部組織感染症は，蜂窩織炎，壊死性軟部組織感染症に分類される．

A．蜂窩織炎

蜂窩織炎は真皮から皮下組織にかけて感染が生じたもの(図 1)で，感染した皮膚と正常皮膚との境界が不明瞭となる．原因菌は S. aureus や S. pyogenes が多い．発生部位は四肢，特に下肢に多く発症するが，顔，首，殿部にも発生する．症状は，び漫性の紅斑，浮腫，浸潤の強い紅斑，有痛性発赤を生じることもある．壊死，膿瘍となることもあり，壊死性筋膜炎へと進展する場合もある．治療は，S. aureus が多いことから，それに感受性のある抗菌薬(CCL：1,500 mg/日，MINO：200 mg(CA-MRSA の場合))を使用する．中等症例や内服で改善しない場合は，SBT/ABPC：6～12 g/

表 1. LRINEC score

検査値	スコア	検査値	スコア
CRP (mg/dl)		Na (mEq/l)	
<15	0 point	≧135	0 point
≧15	4 point	<135	2 point
WBC (/μl)		Cre (mg/dl)	
<15,000	0 point	≦1.59	0 point
15,000〜25,000	1 point	>1.59	2 point
>25,000	2 point		
Hb (g/dl)		Glu (mg/dl)	
>13.5	0 point	≦180	0 point
11.0〜13.5	1 point	>180	1 point
<11	2 point		

LRINEC score の判定基準:各項目の合計点 壊死性筋膜炎の可能性
5 点以下 Low risk(<50%),6 点,7 点 Intermediate risk(50〜75%),8 点以上 High risk(>75%)

日*,CEZ:3〜6 g/日*,重症例の場合は,meropenem(MEPM):3 g/日(+vancomycin(VCM):2 g/日(MRSA の場合))の点滴静注が必要となる.

B．壊死性軟部組織感染症

壊死性軟部組織感染症の頻度は低いものの,時に重症感染症となり,ガス壊疽,壊死性筋膜炎に分類される.ガス壊疽は,ガス産生菌による感染で炎症が起こり,皮下組織から骨格筋組織にまで及んでいるものである.一方,壊死性筋膜炎は炎症が皮下組織から表在性筋膜まで拡大するが,骨格筋組織にまで及ばないものである.早期には,蜂窩織炎との鑑別が困難な場合も多く,鑑別にはLRINEC(Laboratory Risk Indicator for Necrotizing Fasciitis)score[3]が有効と報告されている(表1).治療は,速やかに広範な壊死組織のデブリードマンと原因菌に有効な抗菌薬を十分量投与することである.同時に,呼吸循環管理,抗ショック療法,血液浄化法などの全身管理が必要な場合もある.ガス壊疽は,原因菌によりクロストリジウム性ガス壊疽と非クロストリジウム性ガス壊疽に分けられる.

1) クロストリジウム性ガス壊疽

外傷などの創傷に合併する感染症であり,原因菌は,芽胞を形成する嫌気性グラム陽性桿菌のクロストリジウム属菌である.Clostridium perfringens (C. perfringens) が多く,C. novyi,C. septicum,C. histolyticum などがみられる.1〜4 日の潜伏期を経て,創傷部位の疼痛,腫脹で発症する.皮膚は青白く,次いで青銅色,出血性水疱へ変化し,暗赤色から黒色の皮膚壊死,組織内ガス発生を生じる.滲出液は激烈な悪臭を認め,浮腫,頻脈,hypovolemic shock,腎不全や精神症状などの全身症状を呈することもある.診断は,クロストリジウム性ガス壊疽を疑う所見があり,X線,CT検査にて皮下から骨格筋内のガス像を認め,創部から芽胞形成のグラム陽性桿菌を認めた場合,クロストリジウム性ガス壊疽と診断し治療を開始する.治療は,速やかな壊死組織のデブリードマン,抗ショック療法,ペニシリンの大量投与(penicillin G(PCG):2,400 万単位/日*,4〜6 時間毎)とclindamycin(CLDM):2,400〜2,700 mg/日*の併用を行い,乾燥ガス壊疽抗毒素の投与,高圧酸素療法などが行われる場合もある.

2) 非クロストリジウム性ガス壊疽・壊死性筋膜炎

非クロストリジウム性ガス壊疽と壊死性筋膜炎は,糖尿病,肝硬変,担癌患者など感染防御が低下した患者に多く発生する.クロストリジウム性ガス壊疽とは違い,外傷後に合併することは少ない.原因菌は,Escherichia coli (E. coli) や Klebsiella spp. などの好気性グラム陰性桿菌と Bacteroides fragilis (B. fragilis) や嫌気性グラム陽性球菌などの嫌気性菌の混合感染であることが多く,筋

膜を含む皮下組織の壊死を引き起こす．四肢および会陰部に多く発生し，主な症状としては高熱・激しい痛み・水疱・紫斑・壊死などを引き起こす．糖尿病性壊疽に合併する壊死性筋膜炎の場合，骨髄炎を合併することもある．治療では，外科的処置を必要とする場合も多く，皮下の壊死組織を含めて感染巣を広範囲にデブリードマンする必要がある．抗菌薬は，*E. coli* などの好気性菌と *B. fragilis* などの嫌気性菌の混合感染を想定し，カルバペネム系薬の投与（MEPM：3 g/日）と CLDM の併用投与が必要な場合もある．

3）特殊な壊死性筋膜炎

a）劇症型溶血性レンサ球菌によるもの

創傷から *S. pyogenes* が感染し，数時間以内に蜂窩織炎から壊死性筋膜炎，さらにショックへ進行し多臓器不全に至り，極めて急激に進行する．顔面の創傷から発症する場合も報告されている[4]．重篤な基礎疾患をもたない患者に突然発症し，原因菌は *S. pyogenes*（A 群 β 溶血性）が多く C 群，G 群による報告もある[5]．致命率が約 40％と高く，早期に治療を開始する必要がある．壊死組織のデブリードマンを行い，抗菌薬は PCG：2,400 万単位/日*に CLDM：2,400～2,700 mg/日*の併用が第一選択とされている．

b）ビブリオによるもの

海水に曝露後，創傷からビブリオ属菌が経皮感染し発症するもので，海水中の好塩性の嫌気性グラム陰性桿菌である *Vibrio vulnificus*（*V. vulnificus*）が原因となることが多い．その他，*V. damselae*，*V. parahaemolyticus* なども原因菌となる．創部よりの感染よりも，本菌により汚染された魚介類の生食で経口感染する場合の方が多い．健常人では，重症化することは少ないが，肝硬変などの肝疾患を有する患者では重症化し，死亡率も高くなる．治療は，早期に局所的に壊死組織を除去するとともに，第三世代セフェム系薬（ceftazidime（CAZ）：4 g/日，または cefotaxime（CTX）：4 g/日）とテトラサイクリン系薬（MINO：200 mg/日）併用やキノロン薬（ciprofloxacin（CPFX）：600 mg/日）の併用やカルバペネム系薬（MEPM：3 g/日）などの有効な抗菌薬投与を行う必要がある．

c）アエロモナスによるもの

外傷などの創部からアエロモナス属菌が経皮感染し発症するもので，河川などに広く分布する *Aeromonas hydrophila*（*A. hydrophila*）が原因菌となることが多い．病原性が弱く，多くは基礎疾患を有する免疫機能低下例に日和見感染症として発症する．多くの症例では，汚染された飲料水や魚などから経口感染し食中毒を引き起こすが，腸管感染以外で，劇症型の壊死性筋膜炎を発症することもある．その他，*A. aobria* なども原因菌となる．治療は，第三世代セフェム系薬，カルバペネム系薬（MEPM：3 g/日），キノロン系薬（CPFX：600 mg/日）が使用されるが，感染巣の広範なデブリードマンも必要になる．

頭蓋内感染症

1．脳膿瘍

脳膿瘍は，脳周囲の副鼻腔，中耳，乳様突起や頭部外傷より直接に波及するものと遠隔感染巣より二次的に血行性に生じるものがある．副鼻腔炎より波及した場合は，*Streptococci*（*anaerobic, aerobic*），特に *S. anginosus*，*S. intermedius*，*S. constellatus*，*Haemophilus* spp.，*Prevotella* spp.，*Bacteroides* spp.，*Pseudomonas* spp.，*S. aureus* などが前頭葉，側頭葉に膿瘍を作る．中耳領域が感染巣の場合は，*Streptococci*（*anaerobic, aerobic*），*Enterobacteriaceae*，*Pseudomonas aeruginosa*（*P. aeruginosa*）などが側頭葉，小脳に，歯科領域の場合は，*Streptococci*（*anaerobic, aerobic*），*Staphylococci*，*Bacteroides* spp.，*Fusobacterium* spp.，*Prevotella* spp. が前頭葉に膿瘍を作る．免疫抑制状態下では，*Nocaedia* spp.，*Mycobacteria* spp. などの細菌や *Aspergillus* spp.，*Cryptococcus*，*Mucor* などの真菌が増えている．治療は，外科的に膿瘍のドレナージを行うとともに，抗菌薬投与を行う．レンサ球菌が関与することが多いので，ペニシリン系薬か第三世代セファロスポリン系薬を

基本とし，嫌気性菌をカバーする metronidazole（MNZ）を併用する．MNZ が使用できない場合は，カルバペネム系薬を使用する．真菌が原因の場合は，liposomal amphotericin B（L-AMB）や voriconazole（VRCZ）の投与を行う[6]．

頭蓋部感染症

1．骨折に伴う骨髄炎

汚染した開放性骨折より骨髄炎を合併する．汚染した土壌などの菌や皮膚の常在菌が原因となり，Staphylococci，好気性グラム陰性桿菌が多いが，Enterococci や真菌，抗酸菌も原因となり得る．創部の培養や血液培養から，菌が検出されないことも多いが，原因菌の同定は重要であり，培養検査が必要である．治療は，CEZ：6 g/日*，またはSBT/ABPC：12 g/日*の投与を行う．

顔面部感染症

1．外眼部・眼窩感染症

A．麦粒腫，霰粒腫

麦粒腫は，Moll 腺などの眼瞼皮脂腺の急性化膿性炎症であり，皮膚側に拡がる外麦粒腫と結膜側に波及する内麦粒腫に分かれる．霰粒腫は瞼縁Meibom 腺の炎症性腫瘤である．原因菌は，S. aureus が多い．治療は，軽症であれば 1.5% levofloxacin（LVFX）点眼薬などのニューキノロン系点眼薬，0.5% cefmenoxime（CMX）点眼薬を使用し，中等症以上であれば，CCL：750 mg/日，CFDN：300 mg/日などの経口セフェム系薬が使用される．

B．涙嚢炎，涙小管炎

涙嚢炎は，涙嚢の感染であり，涙点から膿が逆流する．涙嚢の発赤，腫脹，圧痛を認める．涙嚢炎から眼窩内膿瘍へ進展する場合もある．涙小管炎は，眼瞼の肥厚，発赤，涙点の腫脹拡大があり，分泌物を認める．原因菌は，S. aureus，Streptococcus pneumoniae（S. pneumoniae），Haemophilus influenza（H. influenza），P. aeruginosa，Proteus sp.，嫌気性菌や Actinomyces 属放線菌や真菌など多彩である．治療は，原因菌が同定されている場合を除き，原因菌を広くカバーするために第三（CAZ：4 g/日），第四世代セフェム系薬（cefepime（CFPM）：4 g/日），カルバペネム系薬（MEPM：3 g/日）などの抗菌薬の全身投与と1.5% LVFX 点眼薬の局所投与を行う．

C．眼窩蜂窩織炎

眼窩の急性化膿性炎症であり，強い疼痛と眼瞼の腫脹を認める．副鼻腔炎から波及する場合や急性眼瞼炎から拡がるものもあり，開眼が不能となる場合もある．丹毒より，悪寒戦慄，眼窩部の灼熱感，疼痛をきたし，眼窩蜂窩織炎へと進展し，高度の腫脹のために開眼できなくなる．原因菌は，S. pneumoniae，H. influenza，S. aureus，S. pyogenes，嫌気性菌，外傷後のグラム陰性桿菌である．治療は，CTX：4 g/日，ceftriaxone（CTRX）：2 g/日の第三世代セフェム系薬や MEPM：3 g/日などのカルバペネム系薬．嫌気性菌の可能性がある場合は CLDM：900～1,200 mg/日，MRSA の可能性がある場合は VCM：2 g/日の投与が行われる．糖尿病や顆粒球減少患者では，Aspergillus，Mucor などの糸状真菌が原因となることもある．その場合は，VRCZ，L-AMB などの抗真菌薬が使用される．

D．急性涙腺炎

涙腺は，眼の上部外側にあり，眉毛の外側にあたる．急性涙腺炎の時には，この部位に圧痛，腫脹を認める．感染による場合は全身的な抗菌薬投与を行う．原因菌は，S. aureus が多く，S. pyogenes もみられる．治療は，CEX：1～2 g/日，CEZ：0.75～6 g/日や β-ラクタム薬にアレルギーの場合は CLDM：450～2,700 mg/日*などが使用される．

2．鼻腔・副鼻腔感染症

副鼻腔は，上顎洞，篩骨洞，蝶形骨洞，前頭洞よりなり，これらに炎症を生じたものが副鼻腔炎である．原因菌は，S. pneumoniae，H. influenza，Moraxella catarrhalis（M. catarrhalis），嫌気性菌などの順に多い．急性副鼻腔炎では，膿性鼻汁，後鼻漏，鼻閉に，頬部痛，前頭部痛，頭重感，歯

痛，臭覚異常などを伴うことがある．治療は，中等症以上では抗菌薬の投与を行う．高用量のAMPC：1,500～2,000 mg/日*や cefditoren pivoxil(CDTR-PI)：300 mg/日などが使用され，重症では高用量の CDTR-PI：600 mg/日*やニューキノロン系薬(LVFX：500 mg/日)が使用される．*Absidia, Mucor, Rhizomucor, Rhizopus, Aspergillus* などの真菌が，篩骨洞から頭蓋内や眼窩内に進展することがある．治療は VRCZ，L-AMB や micafungin(MCFG)が使用される．

3．口腔内感染症
A．扁桃炎

扁桃に炎症が局在したものが扁桃炎であり，発熱，悪寒，咽頭痛，嚥下痛などの症状で発症する．ウイルス(アデノウイルス，インフルエンザウイルス，RS ウイルス，ヒトメタニューモウイルスなど)が関与する場合が多く，細菌感染では *S. pyogenes*(A 群 β 溶血性)が原因菌となることが多い．遠隔部位に 2 次疾患を併発する病巣感染症(掌蹠膿疱症，腎炎，リウマチ熱など)を認めることがある．

細菌感染の場合，治療はペニシリン系薬のAMPC：1,500 mg/日，またはセフェム系薬のCDTR-PI：300 mg/日，cefcapene pivoxil(CFPN-PI)：300 mg/日などの内服が必要である．疼痛，炎症が強い場合は，重症例では，AMPC：2,000 mg/日，garenoxacin mesilate(GRNX)：400 mg/日，CDTR-PI：600 mg/日*などが使用される．EB ウイルスによる伝染性単核球症の場合は，ペニシリン系薬で皮疹が出現する場合があるため，EB ウイルスが疑われる場合は，避ける必要がある．扁桃炎をしばしば繰り返したり，高度の肥大がある場合や病巣感染症を起こしている場合は，扁桃摘出術の適応となる．

B．扁桃周囲炎・扁桃周囲膿瘍

扁桃炎から感染が進み，扁桃皮膜を越えて周囲に広がったものが扁桃周囲炎であり，皮膜と上咽頭収縮筋の間に膿瘍形成したものが扁桃周囲膿瘍である．咽頭痛や嚥下痛がさらに強くなる．原因菌では，嫌気性菌の関与が大きくなり，*Prevotella* sp. や *Fusobacterium* sp. が，好気性菌では，*S. pyogenes*(A 群 β 溶血性)が多い．治療は，膿瘍形成を認めた場合，穿刺吸引，切開排膿を行い，抗菌薬は注射薬を投与する．ABPC，piperacillin (PIPC)，CTRX，MEPM を投与し，嫌気性菌に抗菌力のある CLDM やテトラサイクリン系薬の併用も行われる．

C．咽後膿瘍，急性喉頭蓋炎

症状は，発熱，咽喉頭の違和感・発赤・腫脹，嗄声，疼痛，嚥下痛，重症の場合は呼吸困難をきたし，致命的になるので，早急な対応が必要となる．さらに，縦隔炎，縦隔膿瘍まで進行する場合もある．細菌感染によるものがほとんどであり，嫌気性菌が関与している場合が多く，*S. pyogenes*(A 群 β 溶血性)，*S. aureus*，*S. pneumoniae* などのグラム陽性菌や *H. influenza*，*M. catarrhalis*，*Klebsiella pneumoniae*(*K. pneumoniae*) などのグラム陰性菌も関与する．治療は，膿瘍形成を認めるものは，穿刺吸引，切開排膿を行い，PIPC，MEPM，CLDM などの適切な注射用抗菌薬を投与する．

D．歯性感染症
1）歯周組織炎(歯周病)：Ⅰa 群

歯と歯肉の間のポケットに慢性感染が発生し，歯肉の腫脹，排膿，歯の動揺(歯槽骨の吸収)が起こり，脱落を生じる場合もある．治療は，歯肉のブラッシングによる歯垢除去，歯石除去，歯肉の切除手術などが行われ，急性炎症時には抗菌薬療法を行う．

2）根尖性歯周組織炎(歯管内感染)：Ⅰb 群

虫歯が進行し歯髄炎となり，細菌感染が根管内感染を引き起こし，歯根肉芽腫，歯根嚢胞，歯根膿瘍などの歯根部周囲の顎骨に感染に拡がる．症状は，根尖部歯肉の疼痛，圧痛を認め，歯肉の腫脹，瘻孔形成に進展することもある．治療は，切開排膿，歯根尖部切除などの外科的治療に，抗菌薬療法を行う．

3）歯冠周囲炎：Ⅱ群

萌出途中の智歯歯冠部周囲に細菌感染が発生し，周囲の粘膜が腫脹する．周囲組織に感染が波及すると蜂窩織炎，骨髄炎に進展する．症状は，歯肉の疼痛，感染部位からの排膿，部位によっては嚥下痛や開口障害を認めることもある．

4）顎炎：Ⅲ群

根尖性歯周組織炎が進展し，顎骨内や骨膜下へ波及すると，下顎骨骨髄炎，骨膜下膿瘍となる．下顎骨骨髄炎は，歯牙の動揺，打診痛，下顎神経障害による知覚麻痺などの症状を引き起こす．骨膜下膿瘍は，周囲組織の発赤，熱感，腫脹を伴い，開口障害を認める場合もある．

5）顎骨周囲の蜂窩織炎：Ⅳ群

歯性感染より周囲の軟部組織間の筋膜隙へ拡がったものが蜂窩織炎であり，舌下隙，顎下隙，頬筋隙，耳下腺隙，翼突下顎隙などの部位に生じる．嚥下痛，口腔底の腫脹，開口障害を伴うことがある．

6）歯性感染症の原因菌と抗菌薬治療

原因菌は，嫌気性菌が75%を占め，*Prevotella intermedia*, *Fusobacterium nucleatum*, *Tannerella forsythia*, *Aggregatibacter actinomycetemcomitans*, *Treponema denticola*, *Porphyromonas gingivalis*, *Actinomyces*, *Propionibacteriim*, *Capnocytophaga*, *Bacteroides*, oral streptococci などが関与する．治療は，Ⅰ群，Ⅱ群では，AMPC：750～1,000 mg/日や azithromycin（AZM）：500 mg/日が使用され，sitafloxacin（STFX）：100～200 mg/日や faropenem（FRPM）：450～600 mg/日が第二選択薬である．Ⅲ群，Ⅳ群では，CTRX：1～2 g/日や SBT/ABPC：12 g/日などの注射薬が使用される．重症例では，MEPM：0.5～3 g/日や doripenem（DRPM）：0.5～1.5 g/日などのカルバペネム系薬が使用される．

頸部感染症

1．深頸部膿瘍

深頸部膿瘍は，感染が下方へ進展し，縦隔炎，縦隔膿瘍となり，致死的な経過をたどることがある．頸静脈周囲に膿瘍が広がり，頸静脈に血栓を生じるものを，Lemierre 症候群と呼ばれ，頸静脈血栓から肺塞栓を生じることがある．CTなどにて，膿瘍を確認し外頸部切開し，膿瘍を切開排膿，洗浄を行い，抗菌薬投与を行う必要がある．

2．ネコ咬傷

A．パスツレラ感染症

イヌやネコの口腔内には *Pasteurella multocida*（*P. multocida*）や *P. haemolytica* が常在している．イヌやネコに咬まれた1日後ぐらいに，傷の疼痛，発赤，腫脹を生じ，所属リンパ節が腫大する．糖尿病，腎障害，免疫能低下例では，敗血症や壊死性筋膜炎など重症化する場合もある．イヌやネコに咬まれた場合，咬傷部の培養検査を行い，よく洗浄後に抗菌薬を投与する．予防的に投与する場合は，CVA/AMPC＋AMPC：250/500＋1,000 mg/日を3～5日間投与する．感染を起こした場合は，CVA/AMPC＋AMPC：250/500＋1,000 mg/日，または SBT/ABPC：6～12 g/日，10～14日間投与する．

B．ネコひっかき病

ネコに咬まれた後，舐められたり，ひっかかれた後の傷が数日で治癒後，1～2週の間，倦怠感，発熱，頸部リンパ節腫大を認める．原因菌は，*Bartonella henselae*（*B. henselae*）であり，ネコが保菌している．無治療でも自然治癒する例が多いが，数週間から数か月かかる．重症例であれば，AZM：500 mg/初日・250 mg/日・4日間，clarithromycin（CAM）：400 mg/日，または CPFX：1,000 mg/日が使用される．

頭頸部再建術後感染症

手術部位感染症は，感染巣が皮膚，軟部組織，さらに深部まで及ぶ場合もある．外傷などによる汚染や手術中の汚染と考えられる．他の創部感染や離れた部位からの血行性感染も起こり得る．手術時間が長くなれば，汚染の機会も増加し，局所の感染防御能も低下し，さらには予防抗菌薬の追

加投与の不足も関与する．皮膚・軟部組織の感染では，MRSA を含む S. aureus や S. epidermidis が原因となることが多いが，S. pyogenes, P. aeruginosa や嫌気性菌でも起こり得る．

　予防投与は，頻度の高い菌をターゲットに行われるが，治療する場合には，原因菌を同定することが重要であり，必ず培養検査を行う．頭頸部手術の予防抗菌薬は，CEZ が使用されることが多いが，嫌気性菌を考慮し，MNZ を併用することもある．また治療的な抗菌薬投与では，予防投与より抗菌スペクトルを広げる必要がある．院内感染症の要素が少ない場合（入院から手術までの期間が短い場合）は，CEZ 投与を行うが，院内感染症の要素が強い場合や重症例では，MRSA などの耐性菌を考慮し，VCM，teicoplanin（TEIC），daptomycin（DAP）や linezolid（LZD）などの抗 MRSA 薬を使用する．

参考文献

1) 社団法人日本感染症学会（編）：感染症専門医テキスト第Ⅰ部解説編．南江堂．2016.
2) JAID/JSC 感染症治療ガイド・ガイドライン作成委員会（編）：JAID/JSC 感染症治療ガイド 2014. ライフサイエンス出版，2014.
3) Wong, C. H., et al.：The LRINEC（laboratory risk indicator for necrotizing fasciitis）score：a tool for distinguishing necrotizing fasciitis from other soft tissue infections. Crit Care Med. **32**：1535-1541, 2004.
4) 矢野亜希子ほか：軽微な外傷より発症した顔面劇症型溶連菌感染症の1例．日形会誌．**6**：298-302, 2017.
5) 繁本憲文：劇症型 G 群溶連菌感染症の2例．日外感染症会誌．**5**：155-158, 2008.
6) 青木　眞：レジデントのための感染症診療マニュアル第3版．医学書院，2015.

◆特集/頭蓋顎顔面外科の感染症対策

周術期口腔機能管理の現状

久野彰子[*1] 北 梢[*2]

Key Words : 周術期口腔機能管理(perioperative oral management), 術後肺炎(postoperative pneumonia), 術後感染 (postoperative infection), がん治療(cancer therapy), 口腔粘膜炎(oral mucositis), 顎骨壊死(osteonecrosis of the jaw)

Abstract 周術期口腔機能管理は,医科治療中の患者の口腔内を清潔に保ち,歯科治療を行うことで口腔の感染から全身を守ろうとするものである.また,入院前から退院後まで,食べる,話すといった口腔機能を健全に保つことにより,患者の療養生活を口から支えるものとなっている.周術期口腔機能管理は医師から歯科医師への依頼により開始され,対象は全身麻酔を行う手術前後の患者や,化学療法,放射線療法を受ける患者,および緩和ケア中の患者である.

術前から口腔内を清潔に保つことは,術後肺炎や創部感染を防ぐ効果がある.がん治療中の患者においては,骨髄抑制時に口腔内が原因で発熱などが起きないよう,前もって歯科治療を行うことが重要である.口腔粘膜炎や顎骨壊死などの口腔合併症に関しても,予防や,起きた際の疼痛管理を行い,医科治療が継続できるよう患者の支援を行っている.口腔機能管理を行うことは,患者,および医師にとって利益となるため,今後ますます重要となる.

はじめに

口腔は食べ物を取り込む入口であり,常に外から異物を取り込んでいる場所である.口腔内には様々な種類の細菌が存在し,唾液1 m*l*中には100万から1億,プラーク1 mg中にはおよそ1億の細菌が存在するとされている.プラーク中の細菌はバイオフィルムの形態をとり,含嗽だけでは除去されず,抗菌剤も作用しにくい状態で歯に付着している.プラークが歯に付着したままの状態が続けば,やがてう蝕や歯周病といった疾患が発症するのはもちろん,細菌が肺に取り込まれると,誤嚥性肺炎の原因ともなる[1].またう蝕や歯周病が重度になれば,血流を介して全身への感染源となる恐れもある[2].このように口腔は細菌の門戸であり,常に感染の危険と隣り合わせの場所である.そして特にこの感染に注意が必要なのが全身状態の低下している患者,つまり周術期の患者や,化学療法,放射線療法を受けている患者,終末期の患者などである.こういった患者を含め,医科において口腔の清掃状態や感染源が事前に精査されることはこれまで少なかったのではないだろうか.

平成24年度に保険収載された「周術期口腔機能管理」は,まさにこのような患者を口腔の感染から守ろうとするものである.また,入院前から入院中,退院後も含めて,食べる,話すといった口腔機能を健全に保つことにより,患者の療養生活を口から支えるものとなっている.

[*1] Akiko HISANO, 〒113-8603 東京都文京区千駄木1丁目1-5 日本医科大学付属病院口腔科,部長
[*2] Kozue KITA, 同,助教

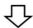

図 1. 周術期口腔機能管理の流れ

周術期口腔機能管理の流れ

1. 周術期口腔機能管理の対象となる患者

歯科保険において周術期口腔機能管理の対象となる患者は以下の通りとなっている.

- 全身麻酔下で実施される頭頸部領域,呼吸器領域,消化器領域等の悪性腫瘍の手術,臓器移植手術または心臓血管外科手術を受ける予定の患者
- 骨髄移植の手術を受ける予定の患者(全身麻酔を実施しなくても算定可能)
- がんなどに係る化学療法,および放射線療法を受ける患者
- 緩和ケアを実施している患者

2. 医科と歯科の連携

周術期口腔機能管理は医師から歯科医師への依頼に基づき開始される.歯科を併設する病院とそうでない病院とでは依頼方法が異なる(図1).

A. 手術などを実施する病院に歯科がある場合

手術を実施する科より,病院内の歯科医師に口腔機能管理の依頼が必要である.病院内の歯科医師が入院前,入院中,退院後の周術期口腔機能管理計画を策定し,実施する.入院前や退院後は病院内の歯科医師から連携する歯科医院,もしくは患者のかかりつけ歯科医院に実施を依頼する場合もある.

B. 手術などを実施する病院に歯科がない場合

手術担当の医師,あるいは連携窓口から連携する歯科医院へ口腔機能管理の依頼が必要である.連携する歯科医院の歯科医師が周術期口腔管理計画を策定し,実施する.入院時には歯科医師の往診を依頼することも可能である.

3. 医科から歯科に伝達が必要な事項

口腔機能管理をより円滑に進めるため,診療情報提供書には以下の事項が必要である.

A. 手術の場合

- 病名
- 手術内容(手術名)
- 手術予定日
- 手術前後の化学療法,放射線療法実施予定の有無
- 歯科治療上の留意点:既往歴,基礎疾患の有無,服薬状況,抜歯等の観血処置の可否など

B. 化学療法,放射線療法,緩和ケアの場合

- 病名
- 紹介目的:歯科治療依頼,周術期口腔機能管理の継続など
- 治療経過:
  ・手術歴の有無,手術日,内容など
  ・化学療法の有無,治療期間,内容など
  ・頭頸部への放射線治療歴の有無,治療期間,照射部位,照射線量など
  ・骨吸収抑制剤の投与歴の有無,薬剤名,投与期間など
  ・血液検査結果(白血球数,血小板数など)
- 現在の処方
- 歯科治療上の留意点:抜歯等の観血処置の可否,顎骨骨髄炎,顎骨壊死のリスクなど

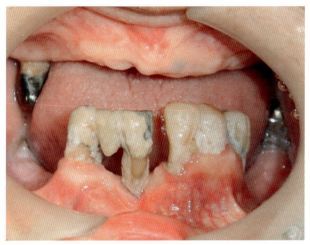

図 2. 清掃状態不良で治療されていない口腔内

4. 医科が算定できる点数

A. 歯科医療機関連携加算 ＋100 点(診療情報提供料の加算)

歯科を標榜していない病院での加算．顔面，口腔，頸部，胸部，および腹部の悪性腫瘍手術，心臓血管外科手術，もしくは骨髄移植，臓器移植を行う患者について，歯科診療を行う他の医療機関へ患者の紹介を行った場合に加算する．

B. 周術期口腔機能管理後手術加算 ＋200 点

歯科医師による周術期口腔機能管理の実施後1月以内に，胸部，腹部などの悪性腫瘍手術または心血管系の手術を全身麻酔下で実施した場合に算定できる．

周術期口腔機能管理の意義

周術期口腔機能管理は，いわゆる周術期以外に，がん治療中の患者や緩和ケアを受ける患者も対象としている．以下に患者の状況別に口腔機能管理の意義について記す．

1. 周術期(手術前後)

術前に患者の口腔内をチェックすると，清掃状態が不良である患者が比較的多くいる．本院の口腔科(歯科)を術前に受診した患者 464 名(平均年齢 65.2 歳)の口腔清掃状態を調べ，その状態を良好，中等度，不良の 3 段階に評価したところ，良好は 165 名(35.6％)，中等度は 238 名(51.3％)，不良は 61 名(13.1％)であった．術前に脱離の危険がある歯や大きなう蝕があり，応急処置が必要であった者が全体の 18.5％存在したが，口腔清掃不良群では 44.4％の患者に応急処置が必要であった．つまり口腔清掃不良な状態ではう蝕や歯周病になりやすく，さらにそれが治療されないまま放置されている場合が多いという結果であった(図 2)．

このように口腔清掃状態が不良のまま全身麻酔で気管内挿管をする状況となれば，術後肺炎が起きる可能性が高くなり，動揺歯があれば，脱落して誤嚥する危険性もある．また，口腔内などが術野となる場合には，創部が直接感染する恐れもある．手術前からの専門的な口腔衛生管理を行うことによって，術後肺炎を減少させたり[3)4)]，頭頸部再建手術後の創感染率[5)]が減少するといった報告がなされており，ICU においては，口腔ケアを行うことが人工呼吸器関連肺炎(VAP)の予防となることも報告されている[6)]．

医師が手術を行う時に，全身の疾患について確認し必要な処置をとるように，歯科とも連携し，口腔内の状態も確認されるべきであろう．

2. 化学療法や放射線療法時

手術以外においても，がんの治療で化学療法や放射線療法を行う患者においては，口腔の感染に注意が必要である．

化学療法において，特に骨髄抑制が起きやすいレジメンでは，普段は慢性に経過している口腔内の感染病巣が急性化をきたし(図 3)，想定外の発熱などで本来の医科治療が妨げられてしまう場合

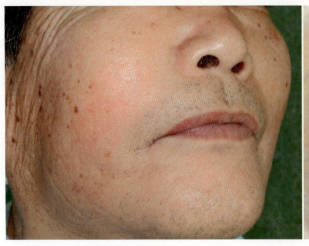
a．右頬部に発赤と腫脹が認められる．

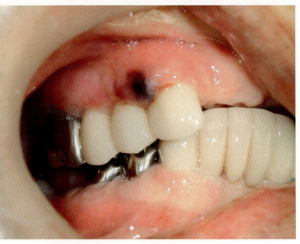
b．頬部腫脹の原因と考えられる歯周炎の急性化

図 3．化学療法中に起きた頬部の腫脹

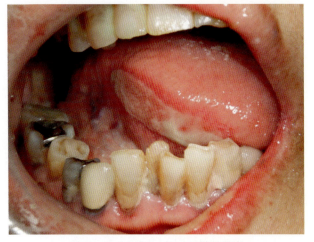

図 4．舌下に認められる口腔粘膜炎

がある．さらに，血液がん患者で大量の化学療法を施行するような患者にとっては，歯科疾患が好中球減少性発熱の原因となり，命さえおびやかすような存在となるので特に注意が必要である[7]．

化学療法や放射線療法時には有害事象として口腔粘膜炎が起きやすい（図4）．口腔粘膜炎は一般的な化学療法で約40％，大量の化学療法を行う場合は約80％，放射線療法では照射部位に100％起きるとされており[8]，発症すると痛みによって食事が妨げられ，栄養面においても支障がでる．また，口腔清掃状態が不良であると，粘膜炎の部位からの感染の恐れもある．

骨転移治療の際に使用される抗ランクル抗体やビスフォスフォネート製剤，および頭頸部の放射線療法においては，顎骨壊死という副作用が問題となる．顎骨壊死は，薬の使用後に抜歯等の処置を行った部位に起きやすく，一度発症すると対応に苦慮することが多いため，薬剤使用前に歯科処置を済ませておくことが理想的である[9)10)]．頭頸部の放射線療法では顎骨壊死の他，味覚障害や口腔乾燥の出現があり，放射線治療後にも継続しやすい口腔乾燥はう蝕発症のリスクを高める．

3．緩和ケア時

患者は特に終末期になると，薬物の影響や腎障害，口呼吸や脱水の影響により口腔が乾燥しやすくなる．口腔乾燥により唾液の自浄作用が失われると，カンジダ菌などが増殖しやすい状況となる．また，口腔乾燥感は療養している患者にとって苦痛の大きな部分を占める事項ともなる．口腔の加湿，保湿管理は患者の苦痛を軽減させ，口腔内を清浄に保つためにも重要な事項となる．

また，一般的に口から食べる行為は死亡の数日前まで保たれ[11)]，患者の楽しみでもあるため，最後の一口まで食べられるような口腔内環境を支えていく必要がある．

周術期口腔機能管理の実際

1．周術期口腔機能管理を行う時期

当院においては，患者は各科からの紹介，もしくは術前に麻酔科から紹介されて歯科を受診する．周術期センターなどがある場合には，センター

で患者全員の口腔内を歯科がスクリーニングし,処置が必要な患者についてさらに介入を行うといった形式をとる病院もある.患者の状態によっては様々な歯科治療が必要であるため,できる限り時間的な余裕をもって歯科受診できるような体制が必要である.特に幹細胞移植や臓器移植前の患者では,徹底して口腔内の感染源を取り除く処置が必要であるため,より時間が必要である.

歯科処置の中でも,抜歯を行った後は,抜歯窩が上皮化する2週間が経過してから化学療法を開始するのが望ましいとされている.骨吸収抑制剤の使用を開始する際も,抜歯後2週間までは投与を延期することが望ましいとされているが,薬剤投与と歯科治療とを並行して進めていくことがやむを得ない場合もある[9)10)].頭頸部放射線療法では照射開始後であっても10～12日は抜歯部位の治癒が続くため,抜歯後2日程度で療法を開始して構わないとしているものもある[12)].

術後の患者においては,原則的に手術の翌日からベッドサイドに往診に行き,口腔内に問題がないかを確認し,必要な処置を行っている.集中治療室などでは看護師も口腔ケアを行っているため,歯科ではその確認や助言だけを行うような場合もある.その後は,患者の状態に応じて介入を継続する.化学療法や放射線療法の場合は,療法前のチェック後,療法中にも定期的に介入を行い,口腔粘膜炎など合併症への対応を行う.化学療法

表 1.周術期口腔機能管理の内容

- 口腔衛生管理,患者教育
- 応急処置
- 口腔内感染源の除去
- 口腔合併症の予防,疼痛管理
- 口腔機能の維持,回復

―医科との連携のもと進めていく
―地域の歯科医院との連携も重要

では骨髄抑制の強い時期を避けながら,タイミングを見計らって歯科治療を進めるような場合もある.頭頸部の放射線療法後には口腔乾燥が継続しやすく,う蝕発生のリスクも高いため,長期的な口腔内観察,および介入が必要である.

2.周術期口腔機能管理の具体的内容(表1)

病院における口腔機能管理には,医師,および患者の理解と協力が不可欠である.「なぜ歯科受診が必要なのか」という説明は,前もって医科の主治医がリーフレットなどを活用して行っているが,改めて歯科からも説明を行い,了承を得てから口腔内のチェックを行っている.手術やその他の医科治療の際にも口腔の清潔が重要であることを患者に理解させ,口腔清掃指導,および歯石除去などの機械的歯面清掃を行い,患者が清掃しやすい口腔内環境を整える.入院患者では口腔乾燥予防や粘膜面に付着した汚れを除去するために,スポンジブラシや保湿剤を用いた粘膜面のケアを行う場合も多い.

手術前で時間的猶予がない場合は,応急処置として脱落の危険がある歯の抜歯や暫間固定,歯の鋭縁除去,う蝕の暫間充填などを行うが,根本的

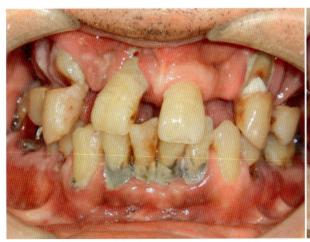 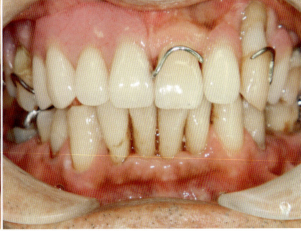

a.治療前.う蝕歯や動揺歯が多く,口腔清掃状態が不良　　b.治療後.義歯を装着し咀嚼が可能となっている.

図 5.化学療法前に歯科治療を行った症例

な治療とはならない．口腔内の感染源を除去するという観点からは，重度歯周炎の歯や大きなう蝕，または根尖病巣のある歯でリスクの高い歯は抜歯を行うことが多い．抜歯する部位や本数によっては患者の咀嚼機能に影響がでるため，患者の生活の質にも配慮し，義歯作製などの補綴処置も含めて治療計画を立てる．図 5 に示す症例は化学療法前の患者で，歯がぐらついて食事ができないという訴えがあったため，歯科治療が骨髄抑制期にかからないよう，抜歯と同時に義歯が装着できるように急ぎ歯科治療を進めた症例である．

化学療法や頭頸部放射線療法において起きやすい口腔粘膜炎予防には，口腔衛生状態を良好に保ち[13]，口腔乾燥を防ぐことが大切であるため，我々は口腔清掃指導および，口腔の保湿指導を行っている．しかし，粘膜炎を完全に予防することは困難であり，粘膜炎が出現した際には，鎮痛剤やキシロカイン含有の含嗽剤等を処方し，食事に影響がでないように，また医科治療が継続して行えるように対応を行っている．各療法中には粘膜炎以外にも口腔カンジダ症やヘルペスウイルス感染などが現れる場合もあるため，注意深い観察が必要である．その他，頭頸部の放射線療法を行う患者においては，金属冠の散乱線を防いだり，口腔粘膜を照射野から排除するための防御装置を製作する場合もある[14]．

口腔はケアしなければ必ず汚染され，その影響は全身にまで及ぶ．今後，医科と歯科がさらに連携し，必要な患者に必要な口腔管理がなされれば，患者はもちろん，医師にとってもメリットは大きいと考えられる．

参考文献

1) Yoneyama, T., et al. : Oral care and pneumonia. Lancet. 354 : 515, 1999.
2) Page, R. C. : The pathobiology of periodontal diseases may affect systemic diseases : Inversion of paradigm. Ann Periodontol. 3 : 108-120, 1998.
3) Soutome, S., et al. : Effect of perioperative oral care on prevention of postoperative pneumonia associated with esophageal cancer surgery : A multicenter case-control study with propensity score matching analysis. Medicine. 96 : e7436, 2017.
4) 古土井春吾ほか：血管柄付き遊離皮弁を用いた口腔癌即時再建症例の術後感染に対する口腔ケアの効果．JOID. 14 : 19-26, 2007.
5) 大田洋二郎：口腔ケア介入は頭頸部進行癌における再建手術の術後合併症率を減少させる．歯界展望．106 : 766-772, 2005.
6) Fields, L. B. : Oral care intervention to reduce incidence of ventilator-associated pneumonia in the neurologic intensive care unit. J Neursci Nurs. 40 : 291-298, 2008.
7) Peterson, D. E., et al. : Increased morbidity associated with oral infection in patients with acute nonlymphocytic leukemia. Oral Surg Oral Med Oral Pathol. 51 : 390-393, 1981.
8) Epstein, J. B., et al. : Oral complications of cancer and cancer therapy. CA Cancer J Clin. 62 : 400-422, 2012.
9) Ruggiero, S. L., et al. : American Association of Oral and Maxillofacial Surgeons position paper on medication-related osteonecrosis of the jaw-2014 update. J Oral Maxillofac Surg. 72 : 1938-1956, 2014.
10) 米田俊之ほか：骨吸収抑制薬関連顎骨壊死の病態と管理―顎骨壊死検討委員会ポジションペーパー．2016.
11) Ohno, T., et al. : Change in food intake status of terminally ill cancer patients during last two weeks of life : A continuous observation. J Palliat Med. 19 : 879-882, 2016.
12) Stevenson-Moore, P., et al. : Pretreatment screening and management. Oral complications of cancer and its management. Davies, A. N., et al. 35-42, OXFORD university press, 2010.
13) Saito, H., et al. : Effects of professional oral health care on reducing the risk of chemotherapy-induced oral mucositis. Support Care Cancer. 22 : 2935-2940, 2014.
14) 勝良剛詞ほか：放射線口腔粘膜炎の悪化を予防するデンタルデバイス　その製作方法と臨床効果．Dental Diamond. 39 : 150-154, 2014.

◆特集/頭蓋顎顔面外科の感染症対策

外歯瘻の治療

北村　和夫*

Key Words：外歯瘻(external dental fistula)，歯性感染症(dental infection)，根尖病変(periapical lesion)，根尖性歯周炎(apical periodontitis)，感染根管治療(infected root canal treatment)

Abstract　外歯瘻は歯原性の慢性化膿性炎症により顔面皮膚に形成された排膿路である．多くの瘻孔は歯肉に出現するため歯科を受診するが，外歯瘻は自覚症状としては皮膚病変が主となり，最初に歯科を受診することは稀である．症状は消退していることが多く，その診断に苦慮することが多い．外歯瘻は頻度が低いため疑いにくく，鑑別すべき疾患も多い．
　原因歯が特定されず歯科治療を行うことなく形成外科手術を施しても，感染源は除去されず，急性増悪を繰り返すことになる．外歯瘻が疑われたら，まず歯科を受診させるべきである．歯科ではX線検査，歯髄電気診などで原因歯を特定し，患歯の感染根管治療を施し，根尖病変の原因となっている根管内の感染源を除去し，根管を封鎖する．外歯瘻が閉鎖しない場合には，根尖病変を外科的に除去し，歯の保存を図る．抜歯は感染源除去の最後の手段である．外歯瘻が閉鎖しても皮膚に瘢痕が残るため，審美障害を訴えた場合には，瘢痕切除手術あるいは皮膚形成が必要となる．

はじめに

　頭頸部領域に発症する化膿性炎症は，形成外科医にとって時々遭遇するものであるが，慢性炎症を伴った皮膚瘻孔は，原因究明や治療に困難をきたす症例も多い．
　特に歯根部の慢性根尖性歯周炎に起因する外歯瘻は，顔面頸部の皮膚に交通し，同部に限局性の化膿性病変を生じ，難治性化膿症として切開排膿などの処置を受けていることも多い．そして，原因となる根尖病変との関係に気づかずに治療され，急性憎悪を繰り返している．しかし，多くの場合，原因歯を特定し，感染根管治療を施せば切開排膿の必要はなく，非外科的な治療で治癒する．治療後には瘢痕が残る(図1)ため，審美的な問題が生じた場合には，瘢痕切除手術を行う．
　しかしながら，形成外科成書にも外歯瘻の治療

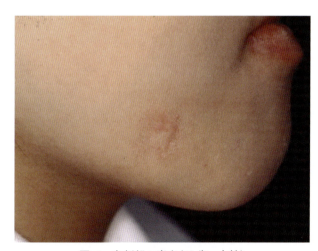

図 1．右頬部の瘢痕(19歳，女性)
下顎右側第一大臼歯の根尖性歯周炎を起因とした外歯瘻に対し，感染根管治療を行い根管内の感染源を除去することにより，非外科的治療に外歯瘻は閉鎖し，瘢痕治癒した．歯科治療後，部位的に審美障害があれば，瘢痕除去手術などが必要となる．

---

* Kazuo KITAMURA，〒102-8158　東京都千代田区富士見2-3-16　日本歯科大学附属病院総合診療科，教授

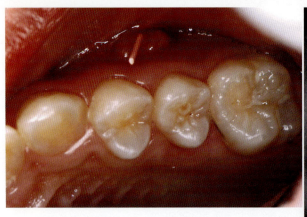
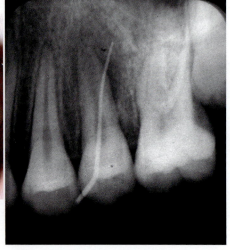

図 2. 内歯瘻（11 歳，女児）
a：上顎左側小臼歯部の頬側歯肉にできた内歯瘻よりガッタパーチャポイントを挿入し，瘻管のつながる原因歯を特定する．
b：内歯瘻からガッタパーチャポイントを挿入して撮影した歯科用 X 線写真．内歯瘻から挿入したガッタパーチャポイントが，上顎左側第二小臼歯の根尖に到達し，同歯の根尖性歯周炎起因と特定した．感染根管治療を施すことにより内歯瘻は閉鎖する．

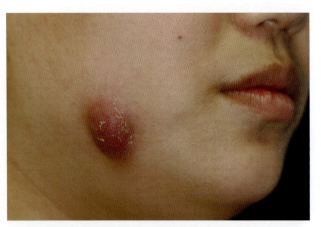

図 3. 右頬部に生じた外歯瘻（下顎右側智歯の智歯周囲炎起因，21 歳，女性）

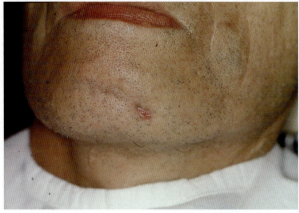

図 4. オトガイ部に生じた瘻孔（下顎左側犬歯の根尖性歯周炎起因，67 歳，男性）

に関する詳細な記載はほとんど見られず，日常臨床において見落としがちな疾患である．

現在でも外歯瘻の症例は成因に気づかれずに，抗菌剤投与を続けることによる治癒の遷延化や皮膚切開などの一次処置後の再発で，外歯瘻と診断され，歯科に転院することも多い．

外歯瘻の病態

歯性の慢性化膿性炎が顎骨に存在すると，その排膿路として瘻孔を形成することがある．その多くは抵抗の弱い方向に向かうため口腔内の粘膜に形成され内歯瘻と呼ばれる（図 2）．稀に顔面皮膚に瘻孔を形成する場合があり，外歯瘻と呼んで区別する．

外歯瘻の好発部位は頬部で，咬筋の前縁で下顎下縁の 1 cm 上方に位置しやすいと言われている（図 1，3）．次いでオトガイ部（図 4），オトガイ下部（図 5～8）に認められる．稀に鼻翼基部，内・外眼角部，顎下部にも認められる．瘻孔形成部位は原因歯と関連し，顔面表情筋や咀嚼筋と顎骨への付着部などの解剖学的構造が瘻孔の形成を規定する一因と推察される．また，遠隔部に外歯瘻を形

成した例では，Schwimmerら[1]の胸部，大腿部の報告例があるが，筆者は遠隔例を経験したことはない．

従来は，口腔衛生の概念不足，歯科治療観念の少なさにより男性に多いとされていたが[2)~5)]，男女差は次第に減少し，女性に多いとする報告[6)7)]も散見され，性差はなくなりつつあると考えられる．

年代別では，20歳代に多いとする報告[4)8)]，20歳代，40歳代に多いとする報告[7)]，10歳代，50歳代に多いとされる報告[9)]など様々であり，10歳未満，70歳以上を除く各年代にみられるとされている．

開口部は，通常，半球状に膨隆した赤みを帯びた弾性軟の肉芽腫様腫瘤（図3，8-a）で，その周囲に瘢痕収縮による陥凹が認められ，時に自壊した膿瘍様の瘻孔やロート状の陥凹を呈する瘻孔がある（図4〜7）．瘻孔からは，膿汁，滲出液，血液などが排出される（図3，6-a，7-a）．

根尖病変から瘻孔に至る瘻管は，肉芽組織，時に上皮で被包される．瘻管は抵抗の弱い方向へ向かうため，直線ではなく屈曲した管状欠損となる．さらに陳旧化すると肉芽組織が線維化し索状物へと変化する．

外歯瘻の原因

外歯瘻の原因の多くは，う蝕などの継発症であ

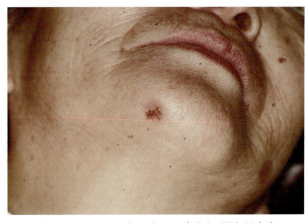

図5．オトガイ下部に生じた瘻孔（下顎右側犬歯の根尖性歯周炎起因，76歳，女性）

る根尖性歯周炎である（図1，2，4〜8）．根尖性歯周炎では，根尖歯周組織に，膿瘍，肉芽腫，囊胞などを形成し，それぞれ化膿性根尖性歯周炎，歯根肉芽腫，歯根嚢胞と呼ばれる．そのほか，慢性歯周炎（歯槽膿漏症），智歯周囲炎（図3），埋伏歯の感染，抜歯後感染，残留嚢胞や骨髄炎などが原因となることがある．永久歯が原因となることが多いが（図1〜8），乳歯でも原因となり得る．

原因歯を上下顎別にみると，圧倒的に下顎の歯に多い（図1〜8）．下顎では第一大臼歯に最も多く（図1），次いで第二大臼歯，犬歯（図4，5，8），中切歯（図6，7）の順で，上顎では第一大臼歯と犬歯に同程度見られる[7)]．第一大臼歯が最も多い理由としては，う蝕罹患率が最も高いことが挙げられ

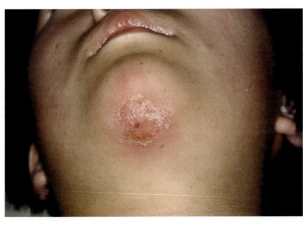
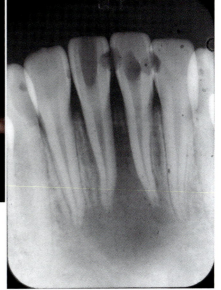

図6．
オトガイ下部に生じた瘻孔（下顎右側中切歯の根尖性歯周炎起因，13歳，女子）
 a：瘻孔から排膿した痕跡がみられる．
 b：下顎右側中切歯の根尖にX線透過像を認められた．

る．下顎犬歯が高い理由としては，歯根が長く，根尖が周囲の表情筋の付着部位よりも下方に位置することや歯の寿命が長いことが考えられる．

外歯瘻の診断

外歯瘻の診断のポイントは，特徴的な肉芽腫様の皮膚にみられる瘻孔とその原因となる歯性の化膿性炎症病変の存在を明らかにすることである．

外歯瘻の可能性が考えられる場合には，口腔内診査とX線検査が必須であり，原因病変を明らかにする必要がある．病変と瘻孔間の索状物や顎骨との癒着を触診して瘻管と病変を確認する．次に瘻孔からゾンデを挿入した状態でX線撮影を行って原因病変を特定する．ゾンデの挿入は，歯科用X線装置がなくても，原因歯の挺出感を訴えることが多いため，鑑別診断に有用である．また，表在用プローブを用いた超音波エコー検査は，瘻管が屈曲していてゾンデの挿入が困難な症例においても瘻管と顎骨との関係が把握でき，歯科用X線装置がなくとも本疾患の診断精度が高い[10]．

通常は瘻孔の近くに原因歯が存在する（図1〜8）．根管治療が施されていても根管内に感染源が残存していれば，根尖の病変が治癒しない場合もあり（図6〜8），原因歯が抜歯されていても顎骨内に炎症が存在する場合も考えられるため，X線検査は必要である．また，処置歯がなく，失活している原因歯がわかりにくい場合には，歯髄電気診を行い，原因歯を特定する．

CTおよびMR画像検査は，外歯瘻の原因歯や経路を明らかにして治療に役立つため，有用である（図8-f，g）[11]．

鑑別診断としては，膿瘍，化膿性肉芽腫，炎症性粉瘤，放線菌症，基底細胞癌などが挙げられる[12]．

外歯瘻の治療

外歯瘻では，瘻孔とその周囲の陥凹などの審美性が問題となるが，原因病変の治療すなわち歯科治療を優先し，その後に皮膚病変を必要に応じて治療するのが原則である．排膿などの炎症所見が顕著な場合には，薬物療法による消炎が先行することもある．しかし，抗菌剤の投与による病変の消退は一時的なものであり，原因歯の歯科治療による根治的治療を要する．

以前は，原因病変の治療として，原因歯の抜歯と不良肉芽組織の掻爬を行い，3か月以上経過観察したのち，残存する瘢痕や醜形に応じて，瘢痕切除手術が行われていた．近年，歯を可能な限り保存するようになり，まず原因歯の感染根管治療を行う．奏効すれば病変および瘻管孔は治癒する（症例1）．治療が奏効しない場合，原因となる根尖部と病変のみを除去する根尖外科療法を施行し抜歯を回避する（症例2）．しかし，再発の恐れもあるので，抜歯症例以上に経過観察を行い，X線検査などで治癒を確認後，残遺する皮膚局所の治療を必要に応じて行う．

1．感染根管治療：慢性根尖性歯周炎

症例1：11歳，男児（図7）

6年前にオトガイ下部に切創，4年前に転倒して下顎左側中切歯を強打した既往がある．1年8か月前に下顎左側中切歯周囲の歯肉が腫脹し，近隣の歯科医院で感染根管治療を開始し，7か月前に根管充填された．4か月前にオトガイ下部が腫脹し皮膚科にて外歯瘻と診断され薬物療法を受け，近隣の歯科医院で再根管治療するも，患部からの排膿が消失せず，紹介来院した（図7-a, b）．X線検査で下顎左側中切歯の根尖部に透過像がみられ，根尖病変を認めたため，原因歯と特定した（図7-c）．感染根管治療を開始し根管内の感染源を除去すると，2週間後には瘻孔は閉鎖した（図7-d）ため，根管充填を行った（図7-e）．開拡部は接着性コンポジットレジンで修復した（図7-f）．オトガイ部に瘢痕は残ったため，審美障害を覚えた場合は瘢痕切除手術が必要な旨，保護者に説明し同意を得た．今後，定期的に経過観察を行う予定である．

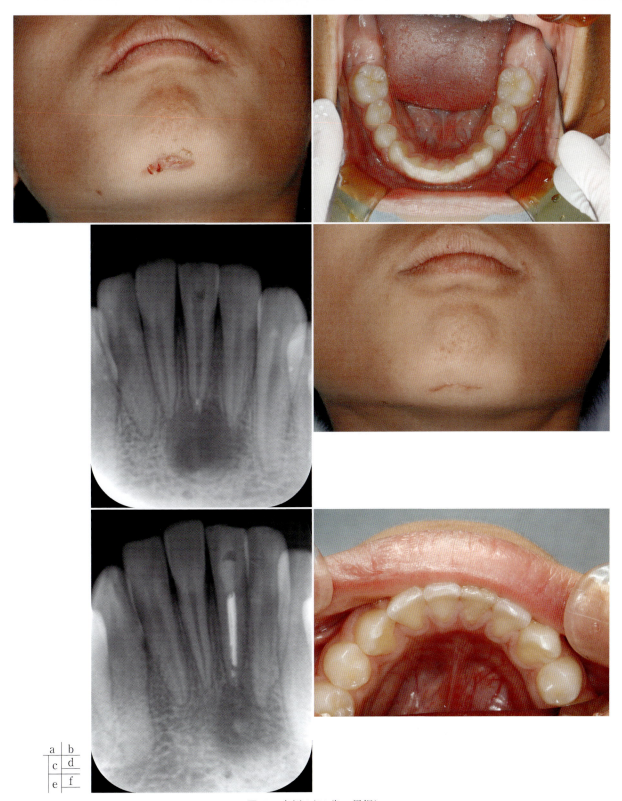

図 7. 症例1(11歳, 男児)
a：オトガイ下部に生じた外歯瘻
b：下顎左側中切歯が根管治療中である．
c：初診時の歯科用 X 線写真．下顎左側中切歯の根尖に X 線透過像を認めた．
d：オトガイ下部の外歯瘻は閉鎖
e：根管充填後の歯科用 X 線写真．透過像の縮小傾向を認めた．
f：下顎左側中切歯の接着性コンポジットレジンによる修復

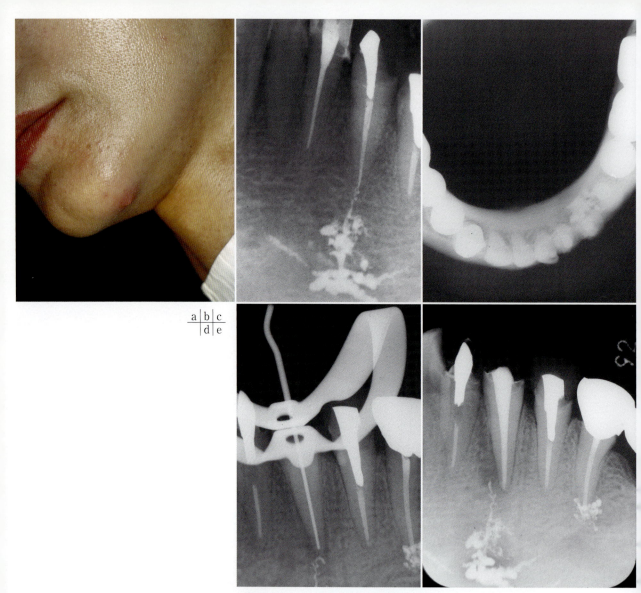

図 8-a〜e．症例 2(48 歳，女性)
a：オトガイ下部に生じた外歯瘻
b：初診時の歯科用 X 線写真．下顎左側犬歯の根尖から多量の根管充填材が逸出し，その周囲に透過像を認めた．
c：初診時の咬合法 X 線写真．下顎左側犬歯の周囲に多量の根管充填材の逸出が確認された．
d：根管長測定時の歯科用 X 線写真
e：根管充填後の歯科用 X 線写真

2．感染根管治療，異物除去：慢性根尖性歯周炎，根尖外異物

症例 2：48 歳，女性(図 8)

下顎左側オトガイ下部の腫脹を主訴に紹介来院した．触診によりオトガイ下部に拇指頭大の硬結，その中心に外歯瘻を認めた(図 8-a)ため，X 線検査を行い，下顎左側犬歯から多量の根管充填材が逸出しているのを確認した(図 8-b, c)．感染根管治療を行い(図 8-d)，根管充填する(図 8-e)も瘻孔が消失しなかったため，CT 検査，超音波エコー検査を行った．

下顎左側犬歯から下顎骨内に逸出した根管充填材は，根尖周囲を下方に拡大，周囲の骨は吸収し，さらに皮質骨の一部を穿孔し，充填材の一部が骨外にまで逸出していた(図 8-f, g)．

外科的に逸出した根管充填材の一部を除去し

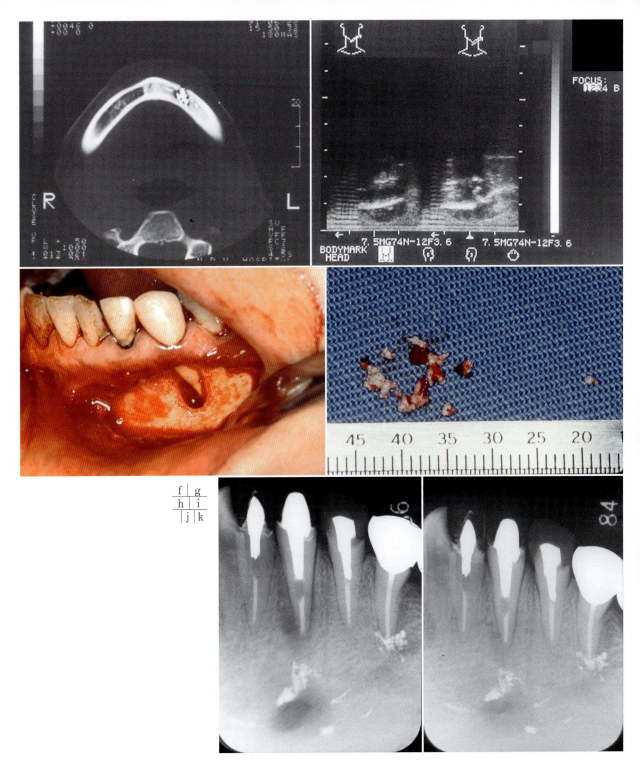

図 8-f～k. 症例 2（48 歳，女性）
　f：逸出した根管充填材の周囲に透過像を認め，下顎頬側の皮質骨の一部が穿孔していた．
　g：皮下に膿瘍を思わせる hypoechoic area を認め，瘻管が下顎骨内に侵入していた．下顎骨の内外に逸出した根管充填材が確認された．
　h：下顎骨の一部が吸収し，下顎左側犬歯の歯根が確認できた．
　i：下顎骨の内外から摘出した根管充填材
　j：術直後の歯科用 X 線写真
　k：術後 6 か月の歯科用 X 線写真．経過良好

(図 8-h~j),良好に経過している(図 8-k).

おわりに

内歯瘻は原因歯と近接した口腔内の粘膜に形成されるため,診断が容易で適切な処置を施されることが多い.それに対し外歯瘻は,歯が原因の細菌感染症(歯性感染症)により生じた顎骨内の慢性炎症病変が瘻管を形成し,口腔外(顔面や頸部などの皮膚)に開口したものである.しかも,外歯瘻出現時には原因歯の疼痛などの自覚症状がほとんど見られない.そのため,患者は瘻孔を腫瘤と自覚し一般医科を受診し,皮膚病変としての治療のみが行われ,歯性感染とこれに引き続く二次病変であることが見過ごされ,長期間,再発を繰り返すことが少なくない.

外歯瘻は,歯性副鼻腔炎と同様に歯性感染症であり,原因歯を特定し,感染源を除去する歯科治療を行えば治癒する.今後,医科・歯科の連携を強化し,1本でも多くの外歯瘻の原因歯が保存されることが望まれる.

参考文献

1) Schwimmer, A., et al.:Subcondylar impaction of a third molar resulting in chronic preauricular sinus:report of case. J Oral Surg. **30**:41-44, 1972.
2) 岡 光夫ほか:外歯瘻の臨床的観察.日口外誌.**11**(2):85-87,1965.
3) 朱雀直道ほか:外歯瘻.日口外誌.**16**(4):376-380,1970.
4) 齊藤輝海ほか:外歯瘻 101 例の臨床統計的観察.愛院大歯誌.**42**(2):185-192,2004.
5) 松末友美子:外歯瘻の臨床的検討.日口診誌.**20**(2):279-285,2007.
6) 久保孝市ほか:外歯瘻 102 例の臨床統計的観察.日口外誌.**43**(1):45-47,1997.
7) 小沢一嘉ほか:外歯瘻の臨床的検討.日口外誌.**35**(6):1569-1574,1989.
8) 周 振英ほか:外歯瘻の発生部位における統計的観察.日口外誌.**27**(12):1823-1825,1981.
9) 古賀千尋ほか:外歯瘻 106 例の臨床統計的観察.日口外誌.**40**(1):313-320,1991.
10) 太田嘉英:外歯瘻の診断と治療―超音波診断の有用性―.Skin Surg. **7**:1-7,1998.
11) 吉田和氏ほか:外歯瘻の画像診断.歯放線.**43**(1):7-11,2003.
12) 塩田 覚:外歯瘻.顎口腔外科診断治療体系.内田安信ほか編.628-629,講談社,1991.

好評書籍

今さら聞けない！

小児のみみ・はな・のど診療 Q&A

Ⅰ、Ⅱ巻 同時発売

子どもを診る現場で必携！

編集
加我君孝
（国際医療福祉大学言語聴覚センター長）
山中 昇
（和歌山県立医科大学 教授）

子どもの「みみ・はな・のど」を、あらゆる角度から取り上げた必読書！
臨床・研究の現場ならではの「今さら聞けない」129の疑問に、最新の視点からQ&A形式で答えます。

Ⅰ，Ⅱ巻とも
B5判　252頁　定価（本体価格 5,800 円＋税）
2015 年 4 月発行

Ⅰ巻

A. 一般
エビデンス、メタアナリシス、システマティックレビュー、ガイドラインの違いがよくわかりません／エビデンスのない診療はしてはダメですか？　ほか
B. 耳一般
子どもの耳のCTの被曝量は許容範囲のものですか？何回ぐらい撮ると危険ですか？MRIには危険はないのですか？／小耳症はどう扱えば良いですか？　ほか
C. 聴覚
新生児聴覚スクリーニングとは何ですか？／精密聴力検査とは何ですか？／聴性脳幹反応（ABR）が無反応の場合の難聴は重いのですか？　ほか
D. 人工内耳・補聴器
幼小児の補聴器はどのようにすれば使ってもらえますか？／幼小児の人工内耳でことばも音楽も獲得されますか？　ほか
E. 中耳炎
耳痛と発熱があったら急性中耳炎と診断して良いですか？／急性中耳炎と滲出性中耳炎の違いは何ですか？／鼻すすりは中耳炎を起こしやすくしますか？／急性中耳炎はほとんどがウイルス性ですか？／急性中耳炎の細菌検査で，鼻から採取した検体は有用ですか？　ほか

Ⅱ巻

F. 鼻副鼻腔炎・嗅覚
鼻出血はどのようにして止めたら良いですか？／鼻アレルギーと喘息との関連を教えて下さい．ARIAとは何ですか？／副鼻腔は何歳頃からできるのですか？　ほか
G. 咽頭・扁桃炎
扁桃は役に立っているのですか？／扁桃肥大は病気ですか？　ほか
H. 音声・言語
"さかな"を"たかな"や，"さしすせそ"を"たちつてと"と発音するなど，さ行を正しく言えない場合はどのように対応すべきですか？　ほか
I. めまい
子どもにもメニエール病やBPPVはありますか？／先天性の三半規管の機能低下で運動発達は遅れますか？　ほか
J. いびき・睡眠時無呼吸・呼吸・気道
睡眠時無呼吸症候群は扁桃やアデノイドを手術で摘出すると改善しますか？　ほか
K. 感染症
子どもの鼻には生まれつき細菌がいるのですか？／抗菌薬治療を行うと鼻の常在菌は変化するのですか？／耳や鼻からの細菌検査はどのようにしたら良いですか？　ほか
L. 心理
学習障害はどのような場合に診断しますか？　ほか

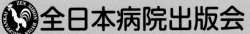

全日本病院出版会
〒113-0033 東京都文京区本郷 3-16-4　Tel：03-5689-5989
http://www.zenniti.com　Fax：03-5689-8030

お求めはお近くの書店または弊社ホームページまで！

◆特集/頭蓋顎顔面外科の感染症対策

歯性感染症と顎骨壊死（特に ARONJ 症例に対する治療と現状）

今村　栄作*

Key Words：骨吸収抑制薬関連顎骨壊死（ARONJ），ビスフォスフォネート製剤（bisphosphonate），デノスマブ（Denosumab），保存的外科治療（conservative surgery），切除的外科治療（resective surgery）

Abstract　頭頸部放射線治療後の遅発性有害事象として発症する顎骨壊死（放射線性骨壊死）症例は，我々の領域で以前から難治性疾患として治療にあたってきた．さらに 2003 年，R. Marx（米国）らにより最初に報告されたビスフォスフォネート製剤による顎骨壊死（Bisphosphonate-related osteonecrosis of the jaw）についてはより多くの症例報告があり，また近年ではデノスマブなどの抗 RANKL 抗体や血管新生阻害薬などの分子標的薬でも同様の顎骨壊死の報告がされ，現在では骨吸収抑制薬関連顎骨壊死（Anti-resorptive agents-related osteonecrosis of the jaw）として，その難治性な点からも世界中で問題になっている．近年では，進行した症例に対して保存的外科治療（conservative surgery）よりも積極的な切除的外科治療（resective surgery，辺縁切除，区域切除や再建手術）が予知性を高めるとの報告も多く，今後益々増えていくことが考えられるこの疾患に対して，手術法や再建法を含めた治療のコンセンサスが必要と考える．本稿では，現在討論されている顎骨壊死の現状を含めて検討した．

はじめに

　抗菌剤が発達，普及してきた現在においては，古来にがんと同じくらいに根治が難しかったと言われた顎骨骨髄炎はかなり減少してきている．しかしビスフォスフォネート製剤（以下，BP 製剤）をはじめとした骨吸収抑制薬や血管神経阻害薬において，顎骨骨髄炎および顎骨壊死の報告が増加し，その病態も完全には解明されておらず，臨床の現場でよりよい治療法の検討が今なおなされている状況である．また休薬の是非についても各地域で医科，歯科，薬剤科のコンセンサスが統一されていない場合が多く，医療機関や患者自体も混乱を招いている状況である．今後は，骨壊死を発症しやすい症例の徹底的な予防と，進行したステージ症例における積極的な切除および再建手術が必須であり，予防を行う歯科医師，歯科衛生士や看護師そして切除や再建を行う形成外科や口腔外科での連携治療が必須となると考えられる．今回は骨吸収抑制薬関連顎骨壊死（以下，ARONJ）を中心とした顎骨壊死の病態と治療について検討する．

顎骨壊死の原因

　1844 年に Sharp W[1])によって顎骨壊死の最初の文献的報告があり，1800 年代後半においても上下顎の顎骨壊死の報告が散見されるが，若年者でも発症していることを考えると当時は齲蝕歯や歯周病に対する治療法が確立されていなかったことと，劣悪な労働環境に加えて栄養状態も悪かったことが原因と考えられる．またリンを扱うマッチ製造従事者に特に多かったようである[2])が，抜歯処置や齲蝕などの細菌感染に続発して発症している．当時から文献的には骨壊死の用語が用いられているが，顎骨壊死に関しては顎骨骨髄炎に続発して起こる腐骨つまり虚血性骨壊死である場合がほとんどである．図 1 に歯性炎症の周囲への波及

* Eisaku IMAMURA, 〒225-0025　横浜市青葉区鉄町 2201-5　横浜総合病院歯科口腔外科，部長

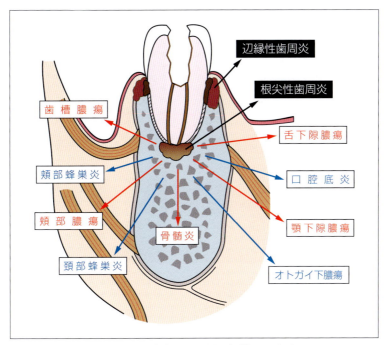

図 1. 歯性感染による周囲組織への波及
（http://www.tosu-motomachishika.com/blog/post-3/ より引用改変）

表 1. 当院に来院される顎骨壊死の主な原因

- 頭頸部放射線治療例
- 骨吸収抑制薬関連顎骨壊死（ARONJ）
- 顎骨骨折後の血流不全
- ステロイド長期内服症例
- 自己免疫疾患（AIDS や関節リウマチなど）
- ヘビースモーカー，栄養不良状態
- 長期に顎骨骨髄炎を患っている状態
- 歯科化学薬品の漏洩

を示す．感染経路は齲蝕か歯周炎からであり，原因としては骨髄内に細菌の感染が進行（骨髄炎）し，宿主側の抵抗力や免疫状態と，細菌の強さや量などとのバランスで，骨髄炎が発症するものと考えられる．また 60 Gy 以上の頭頸部放射線治療を受けている場合などは，放射線照射による病的変化つまり無菌的であるが骨壊死（Osteoradionecrosis）を併発[3]しており，抜歯処置や歯周炎などに伴う 2 次的細菌感染によって発症していると考えられる．

表 1 に当院に来院する顎骨壊死の主な原因について示す．以前は頭頸部放射線治療例が比率的には多かったが，現在では圧倒的に ARONJ である．勿論顎骨の開放骨折などによる第 3 骨片などが壊死する場合もあるし，免疫不全や低栄養状態による宿主側の抵抗力の減弱からも起こっている．

図 2〜5 は頭頸部放射線治療後の下顎骨骨髄炎，顎骨壊死の症例である．発症契機は抜歯であるが，抜歯適応歯であったため，すでに周囲組織に歯周菌による細菌感染が波及していた状態である．放射線性下顎骨骨髄炎，骨壊死症例は，顎骨が低酸素，血管数減少，細胞数減少および組織破壊をきたしており，非常に難治性である[4]．

また自己免疫疾患患者や長期のステロイド内服患者における顎骨壊死の症例も時々来院される．図 6〜9 は AIDS 症例で，重度の免疫不全状態でもあり，歯周炎による顎骨の感染から骨壊死を併発している．下顎骨壊死上の大臼歯の自然脱落を

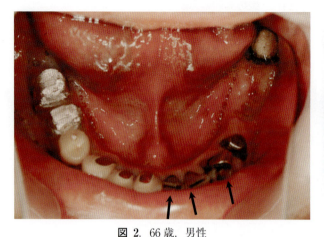
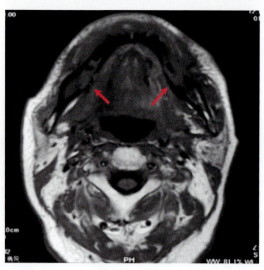

図 2. 66 歳,男性
下顎ミラー像.中咽頭癌で 74 Gy の放射線治療施行後 5 年で臼歯部の抜歯を契機に骨髄炎,骨壊死を発症した.未治療の前歯部には放射線齲蝕(Radiation caries)を認める(矢印).(図 2～図 5 は同一症例)

図 3. MRI(T1 強調画像で骨髄の低信号像,矢印)

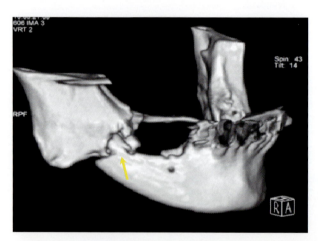

図 4.
3DCT 画像で確認できる右側下顎骨の病的骨折(矢印)

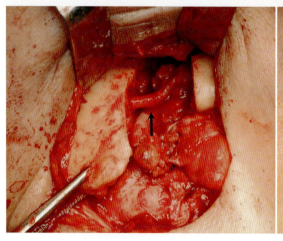
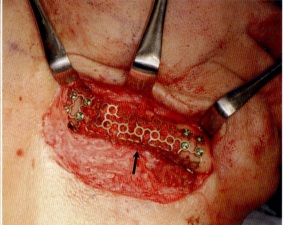

図 5.   a|b
a:骨壊死部の術中区域切除所見(良性疾患であるため下顎管は保存している)(矢印)
b:PCBM(腸骨細片海綿骨骨髄移植)+チタンメッシュ(ストライカー社製)による再建(矢印)

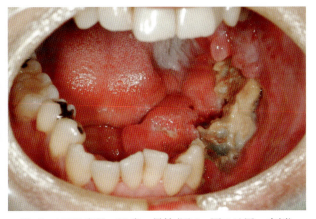

図 6. AIDS 症例：36 歳，男性（図 6〜図 9 は同一症例）
初診時口腔内所見．左側下顎臼歯部広範囲に骨壊死部を認める．

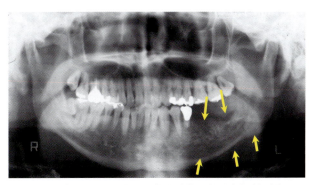

図 7. 左側下顎臼歯部の自然脱落と骨髄炎像（矢印）

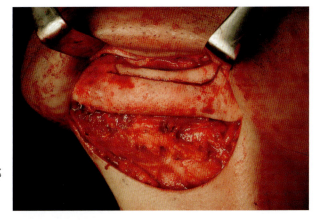

図 8.
術中所見
腐骨の除去と下部の正常部位までの辺縁切除術

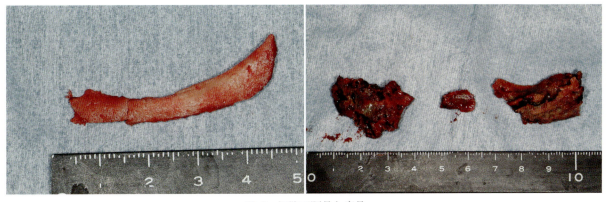

図 9. 切除下顎骨と腐骨

主訴に来院した．放線菌を主体とした混合感染と呈しており，まずは抗菌剤による消炎を行い，腐骨および感染している下顎骨の切除を行っている．このように免疫不全状態や栄養不良状態の患者での骨壊死の手術は，全身状態の改善と感染部分の切除を行えば，十分にコントロールできる場合がほとんどである．

骨吸収抑制薬関連顎骨壊死（ARONJ）

2003 年の Marx の報告[5]以降に，欧米や本邦でも多数のビスフォスフォネート関連顎骨壊死（以下，BRONJ）の報告がされている．この患者数の

図10. 薬剤に関連した顎骨壊死の用語

増加から，米国口腔顎顔面外科学会では，2007年[6]，2009年[7]にBRONJのポジションペーパーを発表し，本邦でも2010年に日本骨代謝学会，日本骨粗鬆症学会，日本歯科放射線学会，日本歯周病学会，日本口腔外科学会の5学会でポジションペーパーが発表された[8]．さらに英国口腔顎顔面外科学会誌（BJOMS）からデノスマブなどの抗RANKL抗体製剤による骨壊死の報告（Denosumab-related ONJ；DRONJ）[9]や，ベバシズマブなどの血管新生阻害薬などでも同様の顎骨壊死の報告[10]が相次ぎ，米国口腔顎顔面外科学会（AAOMS）では2014年の改訂版[11]にてMRONJ（Medication-related osteonecrosis of the jaw）と変更した．現在世界的にはARONJとMRONJの2つの用語が主に使用されているが（図10），本稿では米国骨代謝学会（ASBMR），米国歯科医師会（ADA[12]）および日本の6学会（2016年のポジションペーパーでは日本臨床口腔病理学会が参加）の顎骨壊死検討委員会が採用しているARONJ[13]の用語を用いることとする．本ポジションペーパーは，治療ガイドラインではなく，現在出ている多くの文献から最適な治療を提案しているものである．

このARONJの問題点は，放射線症例と同様に非常に難治性であることである．病態学的には顎骨内に蓄積しているBPを含めた骨吸収抑制薬は，破骨細胞の分化や機能を抑制し，骨吸収やリモデリングを減少させる．そのため口腔細菌による感染とともに発症しやすいとも考えられる．

顎骨壊死と関連している骨吸収抑制薬

表2に顎骨壊死と関連している薬剤（商品名）を列記する．BP製剤に関しては窒素非含有の第一世代であるエチドロネート（ダイドロネル®）は顎骨壊死発症のリスクが非常に低いために割愛した．また分子標的薬である抗VEGFヒトモノクローナル抗体薬（ベバシズマブ，アバスチン®）による顎骨壊死の報告もあるが[10][11]，今回は骨吸収抑制薬のみを記載した．ARONJ症例の診断（定義）を表3にまとめる．診断のポイントとしては口腔・顎顔面領域に8週間に及ぶ改善しない骨を触知する瘻孔か骨露出である．図11の症例は義歯による外傷（Denture trauma）から骨露出を併発して口腔内細菌の感染を伴い，歯槽骨の壊死を伴っている典型的な経口BP製剤によるBRONJ症例である．このように腐骨形成をしている症例については，掻爬手術による経過は比較的良好である．

ARONJの発症頻度

ARONJの発症頻度を表4に示す．がん患者（骨

表 2. 顎骨壊死を関連している骨吸収抑制薬

ビスフォスフォネート
骨粗鬆症患者用
　経口薬：アレンドロネート(フォサマック®,ボナロン®)
　　　　　リセドロネート(ベネット®,アクトネル®)
　　　　　ミノドロネート(ボノテオ®,リカルボン®)
　静注薬：アレンドロネート(ボナロン®)
　　　　　イバンドロネート(ボンビバ®)
　　　　　ゾレドロネート(リクラスト®)

悪性腫瘍患者用
　静注薬：ゾレドロネート(ゾメタ®)
　　　　　パミドロネート(アレディア®)
　　　　　アレンドロネート(テイロック®)

デノスマブ(抗 RANKL 抗体)
骨粗鬆症患者用
　静注薬(プラリア®)
悪性腫瘍患者用
　静注薬(ランマーク®)

表 3. ARONJ の診断(定義)

1) BP またはデノスマブによる治療歴がある.

2) 顎骨への放射線照射歴がない.また骨病変が顎骨へのがん転移ではないことが確認できる.

3) 医療従事者が指摘してから 8 週間以上持続して,口腔・顎・顔面領域に骨露出を認める,または口腔内,あるいは口腔外の瘻孔から触知できる骨を 8 週間以上認める.ただしステージ 0 に対してはこの基準は適用されない.

(文献 13 より引用)

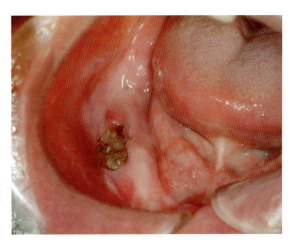

図 11.
67 歳,男性
関節リウマチによるステロイド治療のための 2 次性糖尿病,骨粗鬆症にてアレンドロネートを 5 年間内服.8 週間以上にわたる骨露出を認める.

転移症例や多発性骨髄腫など)に対する静注製剤の場合の顎骨壊死発生率はデノスマブで 0.7〜1.9%,ゾレドロネートで 0.7〜6.7%であり,また経口 BP による発生率は 0.004〜4.3%と施設間でばらつきがあるが,母集団の違いや検索方法によって起因することも考えられる.Vahtsevanos ら[14]はゾレドロネート単独での悪性腫瘍患者での ONJ 発生率は 8%(61/764)でゾレドロネートにパミドロネート,イバンドロネートを併用した総数では 6.7%(78/1,163)と報告しているが,この報告は他施設よりも突出していた.また経口 BP 製剤でも Sedghizadeh らの報告[15]が 4.3%(9/208)と突出しているが,これは歯学部病院の患者電子カルテシステムを使用した 13,730 名の患者追跡調査からアレンドロネートを内服している患者の処置においての発症を調べており,他の研究とは少し異なるかもしれないが,経口 BP でも歯科処置を十分に注意する必要があることがわかる.また注目すべき点はこの調査の ONJ を発症(原因は 4 名が抜歯で,5 名が義歯性外傷)した 9 名のうち 7 名がアジア系アメリカ人であったことである.日本口腔外科学会が行った 2011〜2013 年の疫学調査[16]では 4,797 例の顎骨壊死を認めており,このデータには実際には報告されていない状況も多く,日本人においてもかなりの罹患患者がいると推察される.発症部位については首藤らの報告[17]において,骨粗鬆症患者では下顎が 80.9%,上顎が 16.4%,上下顎が 2.7%で悪性腫瘍患者においては,それぞれ 62.7%,31.3%,6%と圧倒的に下顎骨が多い.これは下顎骨の方がよ

表 4. ARONJ の発生頻度

治療の適応	薬剤		
	経口 BP	ゾレドロネート	デノスマブ
悪性腫瘍			
Qi et al (2013)		1.1%	1.9%
Scagliotti et al (2012)		0.8%	0.7%
Coleman (2011)		0.7%	
Vahtsevanos et al (2009)		6.7%	
骨粗鬆症			
Prapapoulous et al (2012)			0.04%
Grbic et al (2010)		0.017%	
Malden and Lopes (2012)	0.004%		
Lo et al (2010)	0.1%		
Sedghizadeh et al (2009)	4.3%		

(文献 9 より引用改変)

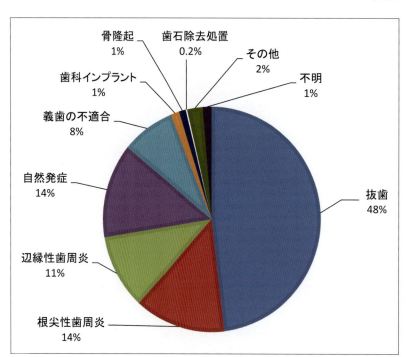

図 12.
我が国における ARONJ の発症契機（N＝979）
（文献 16 より引用改変）

り皮質骨が厚く緻密なため，薬剤の蓄積量が多く骨吸収抑制の影響を受けやすいものと考えられる．また発症契機であるが，歯周炎と抜歯処置によるものが大半を占めている[16]（図 12）．

ARONJ の治療方針および治療法

ARONJ の治療法は保存的治療と外科的治療に分けられる．治療の主目的は，炎症のコントロールと骨壊死領域の進展，進行を防ぐことと，疼痛や排膿，知覚異常などの症状の緩和による患者 QOL の向上と考える．進行している骨壊死を伴った患者に対してでも，がんの転移や全身的な状態と余命などから外科的治療が困難な場合も多く，基本的は各ステージに対する治療法を図 13 に示すが，その患者の状況に応じた治療法の選択を検討する場合も多い．表 5 に保存的治療と外科的治療のレビュー[19]からの治癒率をまとめたが，各々のステージや全身的な状態によって差があるかと考えるが，保存的治療はよくても 50％前後の治癒率であり，外科的治療の方が比較的良好な結果が

ARONJの臨床症状、画像所見と治療法

ステージ0
- **臨床症状**: 骨露出/骨壊死なし、深い歯周ポケット、歯牙動揺、口腔粘膜潰瘍、腫脹、膿瘍形成、開口障害、下唇の感覚鈍麻または麻痺（Vincent 症状）歯原性では説明できない痛み
- **画像所見**: 歯槽骨硬化、歯槽硬線の肥厚と硬化、抜歯窩の残存
- **治療法**: 鎮痛薬、抗菌薬使用などの対症療法

ステージ1
- **臨床症状**: 無症状で感染を伴わない骨露出や骨壊死またはプローブで、骨を触知できる瘻孔を認める
- **画像所見**: 歯槽骨硬化、歯槽硬線の肥厚と硬化、抜歯窩の残存
- **治療法**: 抗菌性洗口剤の使用、瘻孔や歯周ポケットに対する洗浄、局所抗菌薬の注入

ステージ2
- **臨床症状**: 感染を伴う骨露出、骨壊死やプローブで骨を触知できる瘻孔を認める。骨露出部に疼痛、発赤を伴い、排膿がある場合とない場合とがある
- **画像所見**: 歯槽骨から顎骨におよびびまん性骨硬化／骨溶解の混合像、下顎管の肥厚、骨膜反応、上顎洞炎、腐骨形成
- **治療法**: 抗菌性洗口剤と抗菌薬の併用、連続的静注抗菌薬療法、腐骨除去、壊死骨掻爬や切除など

ステージ3
- **臨床症状**: 疼痛、感染または1つ以上の下記の症状を伴う骨露出、骨壊死、またはプローブで触知できる瘻孔。歯槽骨を越えた骨露出、骨壊死（例えば、下顎では下顎下縁や下顎枝にいたる。上顎では上顎洞、頬骨にいたる）。その結果、病的骨折や口腔外瘻孔、鼻・上顎洞口腔瘻孔形成や下顎下縁や上顎洞までの進展性骨溶解
- **画像所見**: 周囲骨（頬骨、口蓋骨）の骨硬化／骨溶解進展、下顎骨の病的骨折、上顎洞底への骨溶解進展
- **治療法**: 腐骨除去や壊死骨掻爬、顎骨の辺縁切除や区域切除、栄養補助剤や点滴による栄養維持など

図 13. ARONJ の所見と治療法について（文献 13 を改編）

表 5. ARONJ の治療法と成績

	治癒の割合
保存的治療	
局所洗浄	
抗菌薬投与	14.9〜62%
抗菌薬＋高圧酸素療法	52%
治療的休薬(BP, Denosumab)	
外科的治療	
Conservative surgery（腐骨除去，掻爬など）	15〜100%
Resective surgery（辺縁切除，区域切除など）	72.5〜95%

（文献 19 改変）

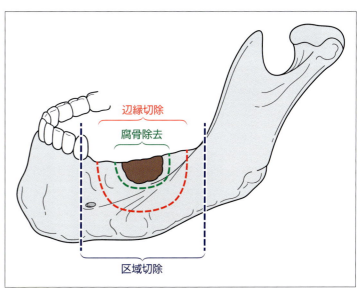

図 14. ARONJ に対する外科的治療

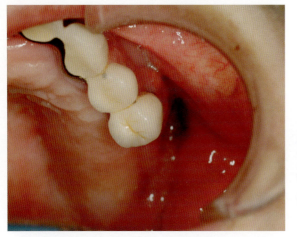

図 15. 症例1：初診時所見．左側上顎臼歯部から排膿を認める．

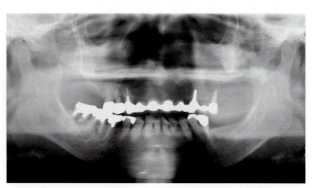

図 16. 症例1：初診時パノラマX線写真．左側上顎第二小臼歯の歯周炎も原因の1つと考えられる．

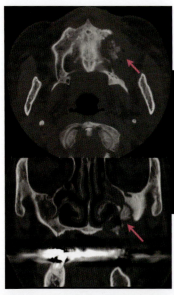

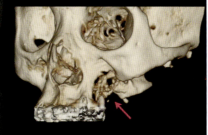

図 17.
症例1：術前CT所見
上顎洞根治術の既往があるため，上顎洞形態が変化している．左側上顎骨に直径3cm程度の腐骨分離像を認める(矢印)．

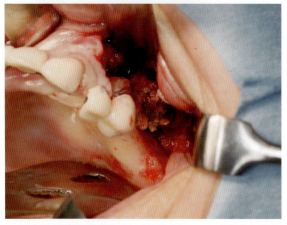

図 18. 症例1：術中所見(腐骨所見)．歯槽頂から前歯部〜智歯相当部の口腔前庭にかけて切開剥離を施行し，分離している腐骨と周囲炎症性組織の掻爬および頬脂肪体による大臼歯部の閉鎖を施行した．

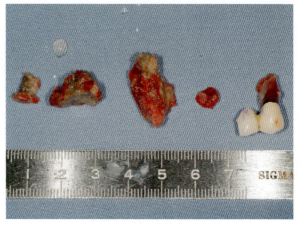

図 19. 症例1：摘出した腐骨および原因歯

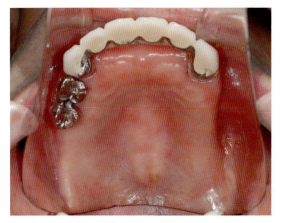

図 20. 症例1:術後1年2か月の口腔内所見(ミラー像)
瘻孔は閉鎖しており,摂食時の問題は改善されている.

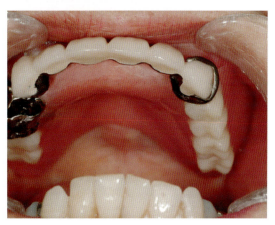

図 21. 症例1:義歯による咬合の回復

報告されている.また腐骨除去などの保存的外科治療が奏効しない患者においては,辺縁切除や区域切除などの積極的な切除的外科療法(図14)が良好な成績であり,今後再建を含めた切除療法が普及していくものと考えられる.

ARONJ症例

症　例(図15〜21):71歳,女性

初診の5か月前に左側上顎臼歯部の抜歯を施行し,その後疼痛と出血が継続するため,他病院耳鼻咽喉科より上顎骨壊死の疑いにて当科紹介となる.

既往歴:副鼻腔手術(20歳),乳がん(67歳,初診時 Stage Ⅳ).乳がんの多発骨転移に対するゾレドロネート4mg/4Wを2年10か月施行している.

治療方針として,担当の乳腺外科医に対診を行い,病状の安定と腫瘍マーカーの著明な低下が見られることから,ゾレドロネートの中止およびTS-1(80mg/day)の開始となった.感染のコントロールを優先するために,初診日から11日後に全身麻酔下での腐骨除去術および消炎手術を施行し,現在術後1年6か月だが順調な経過をたどっている.このように腐骨を分離してくる症例は,予後が非常によいが,図22,23の症例のように腐骨が分離してこない症例は区域切除と腓骨などに

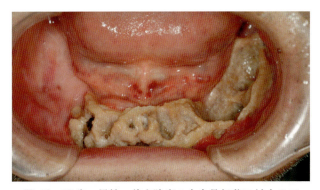

図 22. 82歳,男性.前立腺癌の全身骨転移に対するデノスマブの治療中(投薬は2年7か月)広範囲に歯槽骨が露出しており,疼痛が著明である.(図22,23は同一症例)

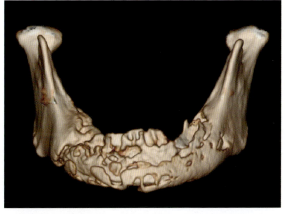

図 23. 下顎骨CT所見(全顎的に骨壊死を認める)
このような症例で全身状態がよければ,左右に及ぶ下顎骨の再建手術が必要である.

よる顎骨再建手術が必要になると考えられる．

おわりに

2016年のポジションペーパーにおけるビスフォスフォネートやデノスマブの歯科手術前の休薬についてであるが，主疾患のコントロール状態，骨折リスクなどを主治医と歯科医とが連携の上で総合的に判断して検討することとなった．休薬の是非については賛否両論が多く，病態の解明が完全にできていない現在ではまだまだ議論の続くところであるが，今後 BP 製剤やデノスマブの長期投与症例が増加していくことが考えられ，薬剤の骨への蓄積と歯性感染による顎骨壊死の症例も増加してくることは間違いないと考えられる．進行したステージの症例については，積極的外科治療が有効と考えられる場合も多く，今後ますます顎骨再建手術の需要が高まるものと思われる．

参考文献

1) Sharp, W.：Case of necrosis of the lower jaw, recovered from, without deformity. Med Chir Trans. **27**：432-434, 1844.
   Summary　顎骨壊死の最初の文献．
2) Stockman, R.：On the cause of so-called phosphorus necrosis of the jaw in match-workers. Br Med J. **1**(1984)：9-10, 1899.
   Summary　マッチ製造者のリンによる顎骨壊死．
3) 松永和秀ほか：頭頸部癌患者における放射線性顎骨壊死に関する臨床的検討．近畿大医誌．**41**：77-84，2016.
   Summary　頭頸部放射線性顎骨壊死について詳細に検討．
4) Marx, R. E.：Osteoradionecrosis：a new concept of its pathophysiology. J Oral Maxillofac Surg. **41**(5)：283-288, 1983.
   Summary　放射線性顎骨壊死には積極的な手術と高気圧酸素療法が有用である．
5) Marx, R. E.：Pamidronate (Aredia) and zoledronate (Zometa) induced avascular necrosis of the jaws：a growing epidemic. J Oral Maxillofac Surg. **61**：1115-1117, 2003.
   Summary　最初に報告された BRONJ の文献．
6) American Association of Oral and Maxillofacial Surgeons Position Paper on Bisphosphonate-Related Osteonecrosis of the Jaws：J Oral Maxillofac Surg. **65**：369-376, 2007.
   Summary　米国口腔顎顔面外科学会の最初のポジションペーパーで現在の診断やリスクなどの基本となっている．
7) American Association of Oral and Maxillofacial Surgeons Position Paper on Bisphosphonate-Related Osteonecrosis of the Jaws-2009 Update：J Oral Maxillofac Surg. **67**：2-12, 2009.
   Summary　米国口腔顎顔面外科学会の 2009 年ポジションペーパーの update．
8) ビスフォスフォネート関連顎骨壊死検討委員会：ビスフォスフォネート関連顎骨壊死に対するポジションペーパー　2011 年 11 月部分改訂．(http://jsbmr.umin.jp/guide/pdf/bronjpositionpaper2.pdf)
   Summary　日本における BRONJ の最初のポジションペーパー．
9) Ristow, O., et al.：Effect of antiresorptive drugs on bony turnover in the jaw：denosumab compared with bisphosphonates. Br J Oral Maxillofac Surg. **52**：308-313, 2014.
   Summary　最初に報告された DRONJ の文献．
10) Christodoulou, C., et al.：Combination of bisphosphonates and antiangiogenic factors induces osteonecrosis of the jaw more frequently than bisphosphonates alone. Oncology. **76**(3)：209-211, 2009.
    Summary　血管神経阻害薬の使用によって BP 製剤単独よりも顎骨壊死のリスクが高まる報告．
11) Ruggiero, S. L., et al.：American Association of Oral and Maxillofacial Surgeons Position Paper on Medication-Related Osteonecrosis of the Jaw-2014 Update. J Oral Maxillofac Surg. **72**：1938-1956, 2014.
    Summary　現在最新の米国口腔顎顔面外科学会の MRONJ についてのポジションペーパー．
12) Hellstein, J. W., et al.：Managing the care of patients receiving antiresorptive therapy for prevention and treatment of osteoporosis：executive summary of recommendations from the American Dental Association Council on Scientific Affairs. J Am Dent Assoc. **142**(11)：1243-1251, 2011.
    Summary　米国歯科医師会における骨吸収抑制

薬内服患者に対する注意点.
13) ビスフォスフォネート関連顎骨壊死検討委員会：ビスフォスフォネート関連顎骨壊死に対するポジションペーパー　2016 年.
http://www.jsoms.or.jp/medical/wp-content/uploads/2015/08/position_paper2016.pdf
Summary　現在最新の日本における ARONJ のポジションペーパー.
14) Vahtsevanos, K., et al. : Longitudinal cohort study of risk factors in cancer patients of bisphosphonate-related osteonecrosis of the jaw. J Clin Oncol. 27(32)：5356-5362, 2009.
Summary　がん患者における各種静注用 BP 製剤の骨壊死の頻度を検討.
15) Sedghizadeh, P. P., et al. : Oral bisphosphonate use and the prevalence of osteonecrosis of the jaw：an institutional inquiry. J Am Dent Assoc. 140(1)：61-66, 2009.
Summary　南カリフォルニア大学歯学部でのアレンドロネート内服患者の大規模調査.
16) 日本口腔外科学会：BRONJ 治療に関する実態調査. (https://www.jsoms.or.jp/medical/wp-content/uploads/2016/06/bronj_jsoms_201512.pdf)
Summary　口腔外科学会が実施した BRONJ の全国調査.
17) 首藤敦史ほか：兵庫県病院歯科における薬剤関連顎骨壊死の多施設共同調査報告. 口腔感染症誌. 22(1)：5-11, 2015.
Summary　兵庫県による ARONJ の調査.
18) Marx, R. E. 著, 日本口腔外科学会翻訳：顎骨壊死を誘発するビスフォスフォネート. クインテッセンス出版, 2009.
Summary　BRONJ における最初の成書で, 歴史から疫学やリスクファクターなどの入門書.
19) Rodriguez-Lozano, F. J, Oñate-Sánchez, R. E.：Treatment of osteonecrosis of the jaw related to bisphosphonates and other antiresorptive agents. Med Oral Patol Oral Cir Bucal. 21(5)：e595-e600, 2016.
Summary　保存的外科療法と切除的外科療法の成績についてまとめてある.

◆特集/頭蓋顎顔面外科の感染症対策

脳外科での頭蓋骨再移植後の骨髄炎

高木尚之[*1] 今井啓道[*2]

Key Words：骨弁感染(bone flap infection)，頭蓋形成術(cranioplasty)，頭蓋再建(cranial reconstruction)

Abstract 脳外科手術後の骨弁感染の治療にあたり，デブリードマン，硬組織再建，皮膚軟部組織再建を各々考慮しつつ治療戦略を立てる必要がある．多くの症例では骨弁除去が必要となり，硬組織再建は骨弁除去後二期的に行うことが望ましい．硬組織再建は外傷に対する防御や整容性，sinking flap syndrome 予防に寄与するが，治療にあたって再建した硬組織の感染・再露出をいかに防ぐかが最も重要なポイントである．これには皮膚軟部組織再建をしっかりと行うことが肝要である．このため遊離皮弁移植を必要とする症例が多い．硬膜外腔や cranialization をした前頭洞部の充填が必要な場合は筋皮弁が有用である．再建硬組織の被覆，皮膚欠損部の再建のみでよい場合は筋膜皮弁や大網弁が有用である．治療に対しては手術侵襲，再露出に対する安全性，整容性，治療期間を考慮する必要があり手術時期や回数を含め多くの治療選択肢がある．安全性を欠くことなく，修正術も含めた最終的なプランまで見据えた治療をすることが重要である．

はじめに

減圧開頭術は重症頭部外傷や広範囲脳梗塞の症例に適用され，死亡率などの予後を改善すると報告されている[1]．全身状態が落ち着いた後，保存していた骨弁や人工骨を用いた頭蓋形成術が施行されるが，時に感染による皮膚瘻孔形成や骨弁露出が起こり治療に難渋する．また，多くの症例で人工硬膜を使用しており，これに感染が波及すると慢性硬膜外膿瘍をきたす．

減圧開頭術を含めた脳外科術後の骨弁感染は 1.1～8.1% で起こると報告されている[2]．この治療にあたって，骨弁除去およびデブリードマン，頭蓋骨欠損に対する硬組織再建，皮膚軟部組織再建をそれぞれ考慮する必要がある．また手術を一期的に行うか二期的，三期的に行うか，感染の程度や骨・軟部組織欠損範囲に応じて選択する．

骨弁の除去およびデブリードマン，硬膜再建

骨弁が露出している場合は腐骨除去，デブリードマンを行う．骨弁の部分的なデブリードマンで治癒すればよいが，多くの場合は骨弁の抜去を要する．皮膚への瘻孔が小さい場合は骨弁除去のみで一旦保存的に上皮化を図ることが可能である．人工硬膜に感染が波及している場合はこれを除去するが，明らかな感染の波及がなく骨弁やチタンメッシュ下が良好な肉芽で覆われている場合はあえて除去しなくてもよいことが多い．

髄液のリークがあり硬膜再建を行う場合は，材料として遊離大腿筋膜を用いることが多いが，感染制御のため血管柄付き遊離組織移植による皮膚軟部組織再建を同時に行うことが望ましい．また，血管柄付き大腿筋膜や腹直筋前鞘などによる血流のある筋膜でも硬膜再建が可能であり，感染制御に優れる材料である．しかし皮弁の配置や自由度が制限されるため，適応が難しい場合も多い．再度人工硬膜を用いて再建することは，硬膜外膿瘍

[*1] Naoyuki TAKAGI, 〒980-8575 仙台市青葉区星陵町 2-1 東北大学医学部形成外科，助教
[*2] Yoshimichi IMAI, 同，准教授

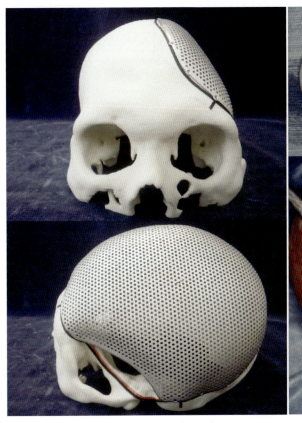
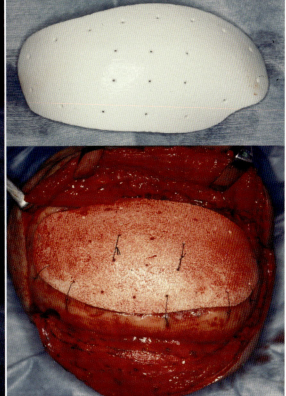

a．チタンメッシュプレート　　　　b．ハイドロキシアパタイトによる人工骨
図 1．硬組織再建材料としての人工物

が再燃するリスクが高いため基本的には適応とならない．

前頭部の骨弁感染例では，前頭洞の処理が不十分なために感染を起こすことが多い．その場合は骨弁の除去と同時に鼻腔への開放術および頭蓋化手術（cranialization）を行わないと再度感染を起こすことになるため注意が必要である．

硬組織再建による頭蓋形成術

骨欠損の面積が大きい場合，頭痛，めまい，麻痺，認知症などが現れる sinking flap syndrome が問題となるため，積極的に硬組織再建を行う必要がある[3]．

硬組織再建は骨弁除去後に二期的に行うことが感染予防において望ましい．骨弁除去と同時に一期的に硬組織再建を行う場合，感染のリスクを十分に考慮する必要がある．血管柄付き自家骨移植は感染制御に優れており即時再建の材料として有用である．感染のリスクが高くなければ，遊離自家骨での硬性再建も，血管柄付き遊離組織移植による被覆を十分に行えば選択肢となり得る．人工物を用いて硬組織再建を行う場合は，基本的には骨弁除去と同時に硬組織再建を行うべきではないと考える．

硬組織再建材料として人工物と自家組織に分かれる．

1．人工物

材料として，チタンメッシュプレート，ハイドロキシアパタイトによる人工骨，合成樹脂（レジン）による人工骨などがある（図1）．メリットとして，ドナー部の犠牲がない，患者への侵襲が少ない，広範囲の骨欠損にも対応できるといった点が挙げられる．しかし感染や露出が生じると抜去する必要がある．被覆する頭皮の血流・厚みが十分あり，かつ創部に緊張がかからないという良好な条件では人工物による頭蓋形成のみでよい場合もあるが実際には少ない．菲薄化した皮膚や緊張のかかった皮膚縫合部から再露出する症例を多く目

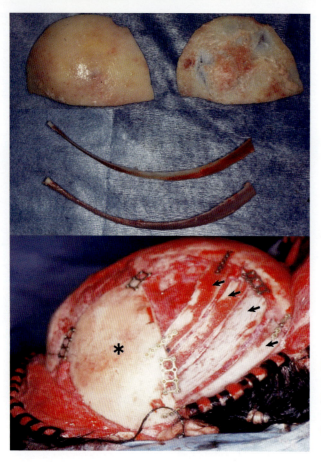

図 2.
自家骨による硬組織再建
頭蓋骨(＊)は外板で欠損を再建し内板は採取部に戻した．不足分をスプリットした肋骨(矢印)で再建した．

にする．このため，基本的には皮膚軟部組織再建の後または同時に行う．

硬膜外腔の死腔が大きい場合には弯曲を少なくし平坦化させ死腔を少なくすることが感染予防に寄与する[4]．

2．自家骨

自家骨での硬性再建は，ドナー採取による患者侵襲および術後骨吸収がデメリットとなる．減圧開頭術後などの広範囲骨欠損には不向きである．しかし一旦生着すれば，骨の再露出が生じても固定プレートなどの除去程度で治癒することが多く，長期的にみるとメリットが大きい．

遊離骨として一般的に用いられるものは分層頭蓋骨(外板もしくは内板)と，肋骨がある(図 2)．肋骨は 1 本を 2 枚にスプリットするとよい．頭蓋骨を用いる場合は，骨欠損部辺縁の弯曲とマッチした骨採取部を決める必要がある．3D 骨モデルを作成し，骨欠損部辺縁をワイヤーなどで形どり，これをもとに形の合う採取部を決めるとよい．肋骨と比較し分層頭蓋骨の方が吸収されにくいと言われている[5]．しかし硬膜外血腫など骨採取部の合併症に注意する必要がある．ある程度広めの骨欠損に対して分層頭蓋骨のみでの再建は限界があるため，肋骨も併用するとよい．

血管柄付き遊離自家骨移植として，我々は胸背動静脈を血管茎とした肋骨付き遊離広背筋皮弁を用いた経験がある(図 3)．一期的に硬性再建から皮膚軟部組織再建まで可能であるが，採取できる肋骨の本数に制限があることから広範囲の硬性再建では整容的に問題が残る場合がある．

皮膚軟部組織の再建

骨弁が感染し皮膚に瘻孔が生じた場合は，瘻孔周囲の皮膚は菲薄化してしまう．これをそのまま硬組織の被覆に用いると，大抵の場合で再露出し治癒に至らない．また，骨弁抜去後は皮膚に余裕があるように見えても，実際に硬組織再建をすると皮膚が不足することが多い．したがって，硬組

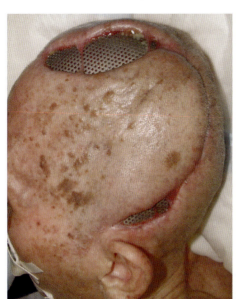
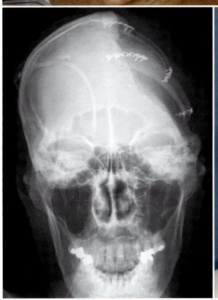
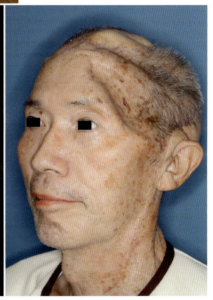

図 3.
血管柄付き遊離肋骨付き広背筋皮弁による一期再建
70 歳,男性.脳出血にて開頭外減圧術後 2 回の頭蓋形成術施行もいずれも感染しチタンプレートが露出(a).一期的再建を強く希望され肋骨付き遊離広背筋皮弁にて再建した(b,c).

織再建の前あるいは同時に皮膚軟部組織再建を基本的に行う必要がある.

1.局所皮弁

皮膚の不足が少なく,頭皮の血流・厚みが十分にあり縫合部に緊張がかからない場合に適応となる.骨弁抜去後,二期的な硬性再建と同時に行う.浅側頭動脈など頭皮を栄養する血管が切離されている場合は血流に注意する.皮膚縫合部が硬組織再建部の直上にくる場合は galeal flap や pericranial flap を下にしくことは露出のリスクを下げるのに有用であろう.

2.Tissue expansion

皮膚の不足を補う手段の 1 つとして Tissue expander を留置する方法がある.しかし拡張された頭皮は皮下組織も薄くなり,これで直接硬組織再建部を被覆することは再露出のリスクが高くなるので注意する[6].遊離組織移植を併用して再建硬組織をしっかりと覆うことが望ましい.また,遊離皮弁再建後の修正術に用いるのも有用である.

3.遊離皮弁

皮膚欠損が生じる場合や広範囲の人工骨を被覆する場合など多くの症例で必要となる.移植床血

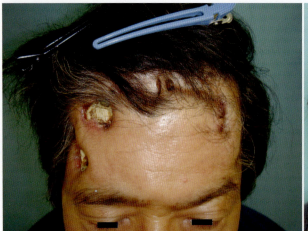
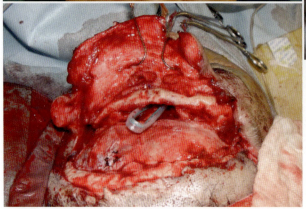
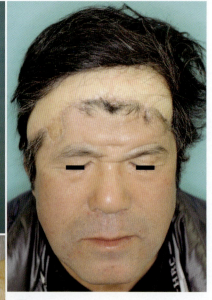

図 4.
遊離広背筋皮弁＋チタンメッシュプレートによる二期的再建
58 歳，男性．脳動静脈奇形術後，骨弁感染．前頭洞の処理不良が原因
 a：術前．骨弁が露出し皮膚瘻孔を認める．
 b：骨弁除去後，前頭洞を鼻腔へ開放し cranialization 施行，同部に広背筋皮弁の筋体を充填した．
 c：チタンメッシュプレートによる硬組織再建後

管は浅側頭動静脈，顔面動静脈が有用である．また，遊離皮弁後に二期的に硬性再建を行う場合は皮膚が不足しないように余裕を持たせて再建することが重要である．

A．遊離腹直筋皮弁

硬膜外腔の死腔が広い場合には腹直筋筋体で充填できる．しかし皮下組織が厚いため修正術を行わないと整容的に問題となることが多い．しかし修正術で皮下組織を薄くすると，特に人工物で硬組織再建した場合は再露出するリスクが高まるため注意が必要である．

B．遊離広背筋皮弁（図 4）

広い面積の筋体が採取できるので，硬膜外腔の充填や再建硬組織の被覆に有用である．筋体を内側と外側に分割し，硬膜外腔充填と硬組織被覆を同時に行うことも可能である．しかし腹直筋皮弁同様，皮弁が厚くなるため修正術が必要となる．あるいは広背筋弁＋分層植皮とすると厚みが少なく整容的によいという報告もある[7]．

C．遊離前外側大腿皮弁

広い面積の筋膜を同時に採取できるため，硬組織の被覆に優れる．二期的に硬組織再建をする場合，硬膜外側を筋膜下で剝離しやすく骨欠損部の展開が容易となる．また硬組織を筋膜で被覆できれば，修正術で筋膜上の皮下組織を薄くしても再露出のリスクは低い．血管柄付きの大腿筋膜で硬膜再建をすることも可能であるが，やや手技は煩雑となる．

D．遊離大網弁

やわらかく，広い面積の硬組織を被覆できる（図 5）．血流とリンパ流に富み，感染防御に優れているとされる[8]．皮膚欠損が生じる場合には硬組織を覆った大網弁上に分層植皮を行う．

治療戦略

骨弁の除去，硬組織再建，皮膚軟部組織再建を各々考慮し，様々な方法を選択肢として検討する必要がある．以下に代表的な治療の選択肢を述べ

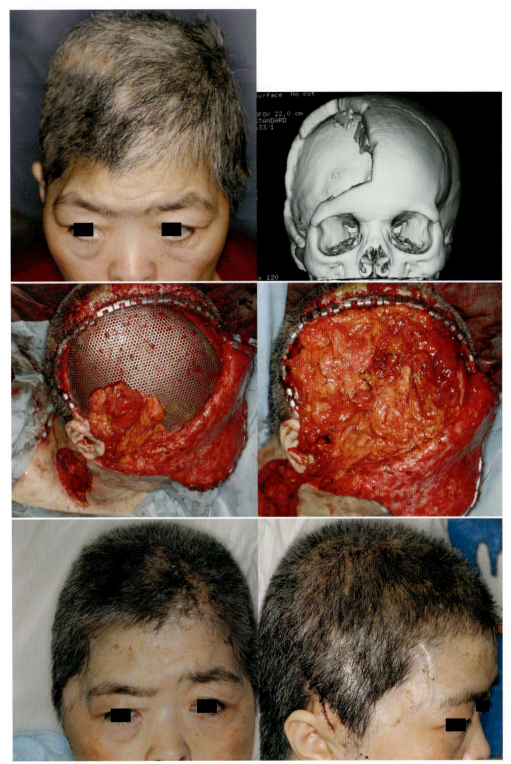

図 5. 遊離大網弁＋チタンメッシュプレートによる再建
56 歳，女性，広範脳梗塞にて開頭外減圧後，頭蓋再建術後感染にて骨弁抜去
a：骨弁抜去後．広範囲の骨欠損を認める．
b：チタンメッシュプレート＋遊離大網弁にて一期的に再建した．皮膚欠損はなく，頭皮縫合部まで十分に大網で被覆した．
c：術後

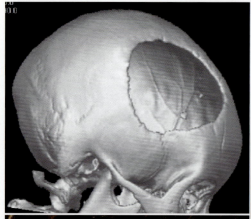
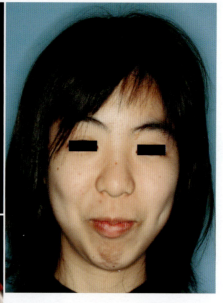
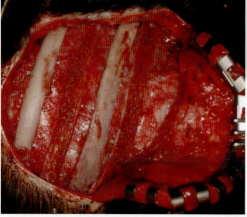

図 6．
硬組織再建のみ
14 歳, 女性. 脳動静脈奇形術後感染にて骨弁除去後. 頭皮の状態は良好のため肋骨による硬組織再建のみ施行
　　a：術前 3DCT
　　b：肋骨固定後
　　c：術後 2 年

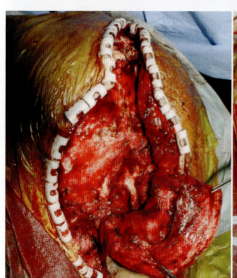
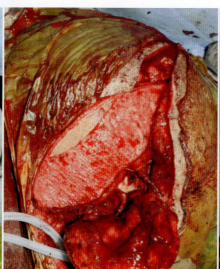
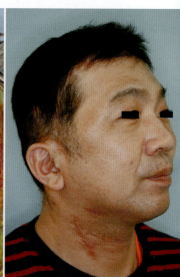

図 7．硬組織再建なし　　　　　　　　　　　　　　　　　　　　　　a｜b｜c
47 歳, 男性. 20 年前に右側頭部 giant cell tumor を切除, 人工骨にて頭蓋再建施行. 感染し硬膜外膿瘍形成のため手術を行った.
　a，b：人工骨除去デブリードマン後(a), 遊離前外側大腿皮弁にて死腔を埋め再建(b)
　c：術後 6 か月. 硬組織再建を望まず経過観察中

1．骨弁除去→頭蓋形成術のみ

骨欠損範囲が比較的小さく，皮膚欠損や菲薄化がない症例が適応となる．可能なら自家骨での再建が望ましい（図6）．

2．骨弁除去＋皮膚軟部組織再建→硬組織再建

骨弁除去と同時に皮膚軟部組織再建（遊離皮弁）を行い，後日に頭蓋形成術を行う．皮膚欠損が大きめの場合や前頭洞の cranialization が必要な場合は骨弁除去と同時に遊離皮弁移植による皮膚再建および必要部の組織充填が望ましい．

3．骨弁除去→皮膚軟部組織再建→硬組織再建

まずは骨弁を除去して創部を落ち着かせ，再建を二期に分けて行う．硬膜外腔の死腔が広く筋弁の充填が必要な場合は皮膚軟部組織再建と硬組織再建を分けた方がやりやすい．

4．骨弁除去→硬組織再建＋皮膚軟部組織再建

骨弁を除去した後に，硬組織再建と皮膚軟部組織再建を同時に行う．遊離皮弁では，硬組織を筋体や筋膜で被覆する．筋皮弁では厚くなりすぎることが多く，筋膜皮弁，筋弁＋植皮，大網弁などが有用である．

5．骨弁除去＋硬組織再建＋皮膚軟部組織再建

何らかの理由により硬組織の即時再建を要する場合は感染制御に優れた材料を選択する．血管柄付き遊離肋骨付き広背筋皮弁など，血流のある自家骨での再建が望ましいと思われる．

6．骨弁除去＋皮膚軟部組織再建（硬組織再建なし）

骨欠損がさほど大きくない場合は硬組織再建をしないという選択肢もある（図7）．しかし外部からの衝撃が直接脳に及ぶリスクを伴うこととなる．

おわりに

以上，脳外科術後の骨弁感染に対する治療について述べた．患者侵襲と治療期間の短縮を重視するあまり安全性を欠いた治療を行った結果として，再感染や再露出をきたす症例を多く目にするとともに反省症例も多くある．脳外科医と協力しつつ，感染露出対策に妥協しない治療を心がけることが重要と思われる．

参考文献

1) Le Roux, P. D., et al.：Predicting outcome in poor-grade patients with subarachnoid hemorrhage：a retrospective review of 159 aggressively managed cases. J Neurosurg. 85(1)：39-49, 1996.
2) Baumeister, S., et al.：Management of postneurosurgical bone flap loss caused by infection. Plast Reconstr Surg. 122(6)：195e-208e, 2008.
   Summary 脳外科術後骨弁感染除去後の治療についての総説．
3) Yamaura, A., Makino, M.：Neurological deficits in the presence of the sinking skin flap following decompressive craniectomy. Neurol Med Chir. 17：43-53, 1977.
4) Kumar, A. R., et al.：Advanced cranial reconstruction using intracranial free flaps and cranial bone graft：an algorithmic approach developed from the modern battlefield. Plast Reconstr Surg. 130：1101-1109, 2012.
   Summary 頭蓋形成術と遊離皮弁による頭蓋再建について工夫や治療戦略を述べたもの．
5) Netscher, D. T., et al.：Management of residual cranial vault deformities. Clin Plast Surg. 19：301-313, 1992.
6) Antonyshn, O., et al.：Complications of soft tissue expansion. Br J Plast Surg. 41：239-250, 1988.
   Summary Tissue expander 留置後の合併症を66例で検討した論文．
7) 吉岡伸高：開頭術後感染症例に対する頭皮頭蓋再建術の経験―遊離組織移植術の工夫―．形成外科．60(6)：701-709, 2017.
8) Asai, S., et al.：One-stage reconstruction of infected cranial defects using a titanium mesh plate enclosed in an omental flap. Ann Plast Surg. 52：144-147, 2004.

Monthly Book Derma. 創刊20周年記念書籍

そこが知りたい 達人が伝授する

日常皮膚診療の極意と裏ワザ

■編集企画：**宮地 良樹**
（滋賀県立成人病センター病院長／京都大学名誉教授）

B5判　オールカラー　2016年5月発行
定価（本体価格 12,000円＋税）　380ページ
ISBN：978-4-86519-218-6 C3047

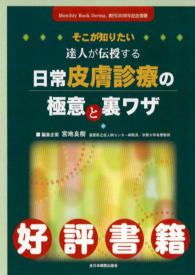

おかげをもちまして創刊20周年！
"そこが知りたい"を詰め込んだ充実の一書です!!

新薬の使い方や診断ツールの使いこなし方を分かりやすく解説し，日常手を焼く疾患の治療法の極意を各領域のエキスパートが詳説．「押さえておきたいポイント」を各項目ごとにまとめ，大ボリュームながらもすぐに目を通せる，診療室にぜひ置いておきたい一書です．

好評書籍

目　次

Ⅰ．話題の新薬をどう使いこなす？
1. BPO製剤　　　　　　　　　　　　　　吉田　亜希ほか
2. クレナフィン®　　　　　　　　　　　　渡辺　晋一
3. ドボベット®　　　　　　　　　　　　　安部　正敏
4. 抗PD-1抗体　　　　　　　　　　　　　中村　泰大ほか
5. スミスリン®ローション　　　　　　　石井　則久
6. グラッシュビスタ　　　　　　　　　　古山　登隆

Ⅱ．新しい診断ツールをどう生かす？
1. ダーモスコピー
   a）掌蹠の色素性病変診断アルゴリズム　　　皆川　茜ほか
   b）脂漏性角化症，基底細胞癌の診断ツールとして　貞安　杏奈ほか
   c）疥癬虫を見つける　　　　　　　　　　　和田　康夫
   d）トリコスコピーで脱毛疾患を鑑別する　　乾　重樹
2. Ready-to-useのパッチテストパネル活用法　　伊藤　明子

Ⅲ．最新の治療活用法は？
1. ターゲット型エキシマライトによる治療　　森田　明理
2. 顆粒球吸着療法　　　　　　　　　　　　　金蔵　拓郎
3. 大量γグロブリン療法
   ―天疱瘡に対する最新の治療活用法は？　　青山　裕美
4. 新しい乾癬生物学的製剤　　　　　　　　　大槻マミ太郎

Ⅳ．ありふれた皮膚疾患診療の極意
1. 浸軟した趾間白癬の治療のコツ　　　　　　常深祐一郎
2. 真菌が見つからない足白癬診断の裏ワザ　　常深祐一郎
3. 特発性蕁麻疹治療―増量の裏ワザ　　　　　谷崎　英昭
4. 蕁麻疹寛解後いつまで抗ヒスタミン薬を内服すべきか　田中　暁生
5. アトピー性皮膚炎のプロアクティブ療法　　中原　剛士
6. 母親の心を動かすアトピー性皮膚炎治療　　加藤　則人
7. 帯状疱疹関連痛治療のコツ　　　　　　　　渡辺　大輔
8. 爪扁平苔癬と爪乾癬の鑑別　　　　　　　　遠藤　幸紀

Ⅴ．新しい皮膚疾患の診療
1. ロドデノール誘発性脱色素斑　　　　　　　鈴木加余子ほか
2. 分子標的薬による手足症候群　　　　　　　松村　由美
3. イミキモドの日光角化症フィールド療法　　出月　健夫
4. 日本紅斑熱と牛肉アレルギーの接点　　　　千貫　祐子ほか

Ⅵ．手こずる皮膚疾患の治療法～いまホットなトピックは？
1. 病状が固定した尋常性白斑　　　　　　　　谷岡　未樹
2. 多発する伝染性軟属腫　　　　　　　　　　馬場　直子
3. 急速に進行する円形脱毛症　　　　　　　　大日　輝記
4. 凍結療法に反応しない足底疣贅　　　　　　石地　尚興
5. 尋常性痤瘡のアドヒアランス向上法　　　　島田　辰彦
6. テトラサイクリンに反応しない酒皶　　　　大森　遼子ほか
7. メスを使わない陥入爪・巻き爪の治療法　　原田　和俊
8. 掌蹠多汗症は治せる　　　　　　　　　　　横関　博雄
9. 痛みと抗菌を考えた皮膚潰瘍のドレッシング材活用法　門野　岳史ほか
10. 伝染性膿痂疹―耐性菌を考えた外用薬選択法　白濱　茂穂
11. IgA血管炎（Henoch-Schönlein）
    ―紫斑以外に症状のないときの治療法は？　川上　民裕
12. 糖尿病患者の胼胝・鶏眼治療は？　　　　　中西　健史

Ⅶ．変容しつつある治療の「常識」
1. 褥瘡患者の体位変換は考えもの？　　　　　磯貝　善蔵
2. アトピー患者は汗をかいたほうがいい？　　室田　浩之
3. スキンケアで食物アレルギーが防げる？　　猪又　直子
4. フィラグリンを増やせばアトピーがよくなる？　大塚　篤司
5. 保湿剤で痒疹が改善する？　　　　　　　　宇都宮綾乃ほか
6. 肝斑にレーザーは禁物？　　　　　　　　　葛西健一郎
7. 小児劇創性強皮症にシクロスポリンが効く？　天日　桃子ほか
8. 下腿潰瘍の治療は外用より弾性ストッキングのほうが重要　藤澤　章弘
9. 皮膚科医に診断できる関節症性乾癬とは？　山本　俊幸
10. 一次刺激性接触皮膚炎の本態は？　　　　　川村　龍吉
11. 長島型掌蹠角化症は意外に多い？　　　　　椛島　健治
12. 菌状息肉症はアグレッシブに治療しないほうがいい？　菅谷　誠
13. 脂腺母斑に発生する腫瘍は基底細胞癌ではない？　竹之内辰也
14. 扁平母斑とカフェオレ斑―日本と海外の認識の違いは？　伊東　慶悟
15. 帯状疱疹で眼合併症の有無を予見するには？　浅田　秀夫

TOPICS
1. 乳児血管腫に対するプロプラノロール内服治療　倉持　朗
2. 乾癬治療薬として公知申請に向け動き出したメトトレキサート　五十嵐敦之
3. 帯状疱疹ワクチン開発の現況　　　　　　　渡辺　大輔
4. 日本人の肌の色を決定する遺伝子は？　　　阿部　優子ほか
5. IgG4関連疾患　　　　　　　　　　　　　多田　弥生ほか
6. ジェネリック外用薬の問題点　　　　　　　大谷　道輝
7. 好酸球性膿疱性毛包炎―日本の現状は？　　野村　尚史
8. 足底メラノーマは汗腺由来？　　　　　　　岡本奈都子
9. がん性皮膚潰瘍臭改善薬―メトロニダゾールゲル　渡部　一宏

（株）全日本病院出版会
〒113-0033　東京都文京区本郷3-16-4
TEL：03-5689-5989　FAX：03-5689-8030

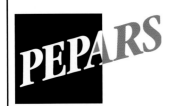

◆特集／頭蓋顎顔面外科の感染症対策

前頭洞を含む頭蓋骨骨折の治療と遅発性合併症の治療

石田　勝大*

Key Words：前頭骨骨折（frontal bone fractures），髄液鼻漏（cerebrospinal fluid rhinorrhea），前頭洞炎（frontal sinusitis），鼻前頭管（nasofrontal outflow tract），前頭洞粘液嚢腫（frontal cyst），前頭洞頭蓋化（cranialization）

Abstract　前頭洞・頭蓋底骨折は初期の集学的な診断と治療が重要で，脳神経外科医，形成外科医，眼科医と協力し合い治療を行う．形成外科領域で特に治療のキーポイントとなるのはNFOT（nasofrontal outflow tract）の損傷である．かつては鼻前頭管と表現されていたが，近年，管構造を有さない症例もあることより，我が国では前頭洞排泄路やドレナージ孔と表現されている．NFOTの損傷を認める場合は遅発性合併症を併発する場合があり，外傷初期の適切な診断，処置が必要である．洞機能が温存されるという概念のもとに，NFOTへのシリコンチューブを挿入する術式が好まれた時期もあったが，術後の長期成績が不良であったため，現在は前頭洞充填術もしくは頭蓋化が主流となってきている．遅発性合併症の中で多いのは前頭洞粘液嚢腫である．治療は手術治療が望ましく，鼻内的前頭洞拡大開放術（Draf手術）などがある．

はじめに

　前頭洞，前頭蓋底骨折は神経学的，眼科的合併症や整容面など，様々な因子で手術による観血的治療が必要になる場合が多い．特に頭蓋内損傷すなわち頭蓋内血腫，脳損傷や，2週間以上続く髄液漏は絶対的手術適応であり，nasofrontal outflow tract（以下，NFOT）損傷があり，今後前頭洞炎の可能性がある場合も絶対的手術適応となる．特に形成外科領域で治療のキーポイントになるのはNFOTの損傷で，これに付随する遅発性合併症を併発した場合は致命的な障害や重篤な後遺症を残す可能性もあるため，外傷初期の適切な診断，処置が必要である．今回，その処置の重要性と遅発性合併症発生時の治療に関して述べる．

前頭洞の解剖

　前頭洞は前頭骨の中にある粘膜上皮で覆われた空間で，前壁は前頭部下方の輪郭を形成し，後壁は前頭蓋冠の一部を形成し，尾側は眼窩内側の上壁を形成する．前頭洞は個人差や年齢により大きさが異なり，通常は薄い隔壁で非対称の2つの洞に分離されている．前頭洞粘膜は線毛円柱上皮から成り，タンパク性溶液を排出する．また前頭洞各所にBreschet孔という粘膜を伴った小さな孔が多数存在する[1]（図1）．前頭洞は左右2つのNFOT（前頭洞排泄路）から中鼻道へ粘膜排出物をドレナージしている．NFOTは以前，鼻前頭管と表現されていたが，管構造を有さない症例も存在することが明らかとなり，現在我が国では前頭洞排泄路もしくはドレナージ孔と表現されるようになった[2]．前頭洞は解剖学的位置より合併症の併発時は様々な症状を呈する（後述）．

＊ Katsuhiro ISHIDA，〒105-8471　東京都港区西新橋3-19-18　東京慈恵会医科大学形成外科，准教授

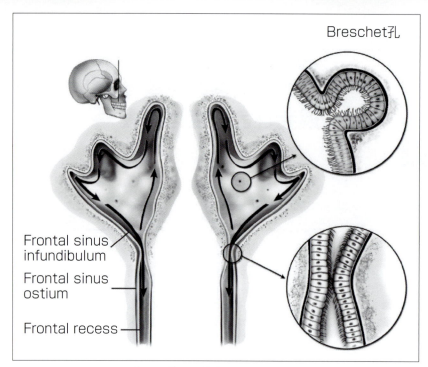

図 1. 前頭洞粘膜と Breschet 孔
（文献 1 より引用）

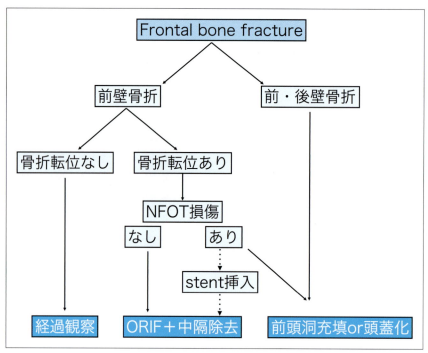

図 2. 前頭骨骨折治療のアルゴリズム

術前診断

　眼球運動障害，複視，眼球の位置異常，眼瞼下垂や嗅覚脱失，髄液鼻漏，髄液耳漏，脳神経症状がある場合は骨折が前頭蓋底に及んでいる可能性が高い．特に，鼻根部の陥没変形，眼窩解離などの症状を合併する場合は NFOT の損傷を強く疑う[3]．

画像診断

　単純 X 線写真は骨折線のスクリーニングには有効であるが，治療方針の決定には CT 検査が有用である．特に NFOT の損傷が疑われる場合の CT 検査は 2 mm 以下のスライスで水平断面，矢状断面，冠状断面で総合的に判断することが必要である[4]．

治療法の選択

1．前頭骨骨折のアルゴリズム

　当院における前頭洞骨折のアルゴリズムを示す（図 2）．前頭洞前壁に限局した骨折では NFOT の処置は不要である．前壁骨折に眼窩上縁や鼻篩骨骨折を合併し，両側の NFOT が損傷されている場合は NFOT の処置が必要である．前頭洞後壁も骨折している場合は，後壁骨片が転位してさらに骨折線が前頭蓋底に達している場合が多い．硬膜損傷やそれに伴う髄液鼻漏がある場合は，硬膜修復後に前頭洞の頭蓋化を行う．髄液鼻漏がない場合の意見は分かれるが，前頭洞充填術もしくは頭蓋化を選択する外科医が多い．

2．手術時期

　外傷初期は生命維持のための治療を優先する．全身状態が落ち着き次第，できるだけ早期に手術する方が望ましい．4 週間以上経過した場合は整容面の改善目的の手術であれば 2 期的に行う方法もある．

3．手術法
A．アプローチ

　前頭部に大きな創を伴わない場合は冠状切開が第一選択である．その理由は前頭部全体を露出でき，頭蓋底部まで対応が可能である．硬膜修復が必要な場合は頭蓋腔へのアプローチも容易となり，同時に骨膜弁を挙上できるので，骨膜弁を利用した頭蓋底再建時に有効である．有毛部を切開する冠状切開の創は，頭頂部は目立たないが，側頭部は目立つ場合があるので，様々な切開法の工夫がある[5]．前頭部に外傷時の創が存在し，術野が十分展開可能であればその創を利用しても構わない．

B．開頭，硬膜損傷修復

　髄液鼻漏がある場合は必ず硬膜損傷部位を確認し，脳神経外科と共に同部位を修復する．頭蓋底手術と同様に硬膜修復部位を血流のよい組織で被覆して再建することが重要で，頭蓋骨膜弁などの局所皮弁や遊離皮弁を用いて確実に頭蓋腔と鼻腔を遮断する[2]．

C．NFOT の処置に関する考え方

　洞機能が温存されるという概念のもとに，NFOT へのシリコンチューブを挿入する術式が好まれた時期もあったが，術後の長期成績が不良であったため，現在は前頭洞充填術もしくは頭蓋化が主流となってきている[6)7]．

1）NFOT を温存する場合

　NFOT は大きく開口している場合は，骨折が及ばない限り受傷後急性期でも十分なドレナージ機能を保っている．前頭骨骨折の未治療例でも，前頭洞炎の発症が少ないのはこの自然ドレナージ排出に起因する．しかし，外傷後に NFOT がどのような反応をするかは予測できない．NFOT の狭窄や閉塞がある場合，前頭洞の中隔を除去したのち（図 4）に，前頭洞から鼻腔内に向けて約 7 mm 径以上のシリコンドレナージチューブを留置する．鼻腔側のチューブ先端を，鉗子を用いて引き出す．鼻腔内で先端がわかりづらい場合は内視鏡を併用するとよい．シリコンチューブは約 2 か月間留置し，CT で前頭洞に液体貯留がないことを確認した後に抜去する．

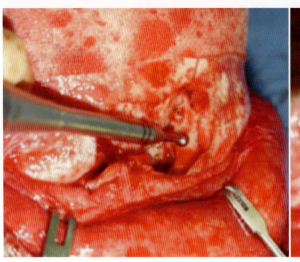
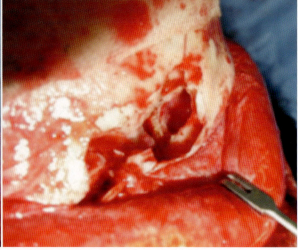

図 3. ドリルバーを利用した前頭洞粘膜除去と中隔除去

2）NFOT を温存しない場合（前頭洞充填術，もしくは前頭洞頭蓋化）

前頭洞充填術の方法は，前頭洞粘膜を骨膜剝離鉗子などで除去し，その後大小ドリルバーを使用して（図 3），前述した Breschet 孔（図 1）まで丁寧に骨を削開する．脂肪，海綿骨，骨膜弁などで前頭洞内を充填し，NFOT も筋膜，骨などで閉鎖する．その後，前頭洞前壁の骨固定を行う．

前頭洞頭蓋化の方法は，前頭洞前壁を充填術と同様に，前頭洞粘膜と Breschet 孔を除去する．次に，前頭洞後壁を除去し，頭蓋骨膜弁など血行のある組織を前頭蓋底に敷き込み頭蓋腔と鼻腔を遮断する．硬膜修復を行った場合は頭蓋骨膜弁などで同時に被覆する．その後，前頭骨前壁と頭蓋骨を固定する．

前頭洞充填術，頭蓋化や頭蓋鼻腔の遮断に利用する充填組織に関しては，血行のない脂肪でも問題ないとの意見もあるが，安全性を考えると血行のある組織移植による充填が望ましい[8]．特に多く利用されるのが頭蓋骨膜弁であるが，広範囲に欠損が及ぶ場合，陳旧性髄液漏の場合などは遊離皮弁も考慮する必要がある．また術後合併症を考慮すると前頭洞充填術よりは頭蓋化の方が安全との意見もある[3]．

4．周術期管理法

硬膜再建を行った場合は，術翌日と術後 7 日で CT 検査を施行し，頭蓋内や頭皮下の血腫ならびに膿瘍を確認する．また鼻腔内を内視鏡で確認し，鼻腔内の清潔を維持する．気脳症予防のため鼻をかませない指導を徹底する．

合併症

1．髄液鼻漏，髄液耳漏

術後合併症の頻度としては最も高い確率で起こり，約 10％ 発生するとも言われている．多くは自然に治癒するが，7 日前後の腰椎髄液ドレナージを行っても持続する場合は再手術を考慮する．

2．髄膜炎

髄膜炎と髄液鼻漏の関係は明らかではない．髄膜炎は発症すると致命的であるので早期の診断が必要である．持続する発熱，項部強直，精神症状の悪化などの症状があり，髄膜炎が疑われる場合はすみやかに腰椎穿刺と培養を行い早期に抗生剤投与を開始する．

3．長期の経過観察の重要性

遅発性合併症の可能性があるため，経過観察例，手術例ともに長期の経過観察が望ましい．外傷後 6 か月，12 か月の CT 検査，1 年，5 年，10 年の CT 検査を推奨する報告もある[6]．

4．慢性前頭洞炎

遅発性慢性前頭洞炎を発症した場合，その解剖学的な位置から様々な随伴症状を引き起こす（図

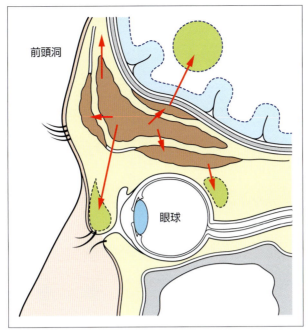

図 4. 前頭洞炎と随伴進展

4).前頭部の疼痛,重圧感が自覚症状で,前屈で悪化し,日内変動がないのが特徴である.診断にはCT検査が有用である.また隣接器官への合併症を併発する場合がある.眼窩内合併症は眼窩蜂窩織炎や膿瘍で,さらに進行すると全眼球炎を併発する.頭蓋内合併症は化膿性髄膜炎,脳膿瘍,頭蓋骨骨髄炎,海綿静脈洞炎などがあり,重篤化する場合が多い.

5.前頭洞粘液嚢腫

NFOTの閉塞や,前頭洞充填の不完全な処置に伴う前頭洞内粘液嚢腫は晩期合併症の中で最も発生頻度が高い.早い場合は外傷後数か月,数年して症状が出る場合もある.粘液嚢腫により徐々に周囲の骨を侵食し,頭蓋内,眼窩に進展する場合もある.緩徐に進行するためほとんど症状が出ないことより,発見が遅れる場合がほとんどである.手術治療が望ましく,鼻内法と経皮的法(鼻外法)とがある.鼻内的にNFOTが開放され前頭洞と鼻腔が交通されれば嚢胞壁はそのままにして問題ない.開放された交通路が狭い場合はシリコンチューブの挿入や,粘膜弁による瘢痕性NFOT閉塞の予防手術,鼻内的前頭洞拡大開放術(Draf手術)などが必要になる[9].鼻内的にNFOT開放が困難な場合は経皮的にアプローチして嚢胞全摘と前頭洞充填術,頭蓋内と鼻腔の完全な遮断が必要になる.

6.脳膿瘍

脳膿瘍は発生すると致命率が高いが,我が国では脳膿瘍になる前段階症状で受診する場合が多いので,稀な合併症である.前頭洞内の慢性感染がBreschet孔を介して頭蓋内に感染が広がり,周囲血栓性静脈炎を引き起こし,その周囲の動脈に沿って感染を蔓延,発展し脳膿瘍を形成する.初期症状は劇症感染の症状よりは食思不振,疲労,人格の微妙な変化などが多い.

7.前頭骨骨髄炎

慢性前頭骨骨髄炎は稀な疾患であり,前頭洞炎より併発する.皮下組織まで蜂窩織炎,皮下膿瘍を引き起こしたものをPott's puffy tumorと言う.プレート感染など人工物が原因で引き起こされることが多い.治療は前頭骨の完全な除去と抗生剤投与,後日の硬性再建が望ましい.

症例提示

症例1:19歳,女性(図5〜7)

2017年4月交通外傷による急性硬膜外血腫,頭

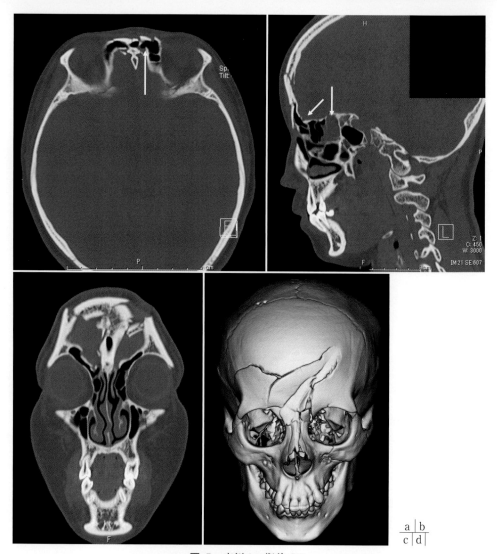

図 5. 症例 1：術前 CT
a：水平横断で NFOT 部の骨折（矢印）
b：矢状断で前頭骨後壁，頭蓋底骨折（矢印）
c：冠状断で NFOT 部の骨折
d：3DCT で前頭骨陥没骨折

蓋骨陥没骨折により海外で手術が施行された．その後に髄液鼻漏が続くため帰国後に当院を受診した．来院時，前頭部の陥没と外傷瘢痕，髄液鼻漏を認めた．CT で前頭骨前・後壁，頭蓋底骨折を認め，受傷後 43 日で手術を施行した．冠状切開でアプローチすると，前頭骨に陥没骨折を認め，頭蓋骨膜弁は外傷と手術により断裂されていた．前頭開頭で観察すると，頭蓋冠～篩骨篩板，一部蝶形骨体部に及ぶ硬膜の多発損傷を認め，損傷硬膜周囲の瘢痕が著明であった．前頭骨陥没骨折はすでに骨癒合をしていたが，ノミで再骨折後観血的整復固定を行った．前頭骨後壁は除去し頭蓋化を行った．脳神経外科にて硬膜修復後，血管柄付き前外側大腿筋膜弁で頭蓋腔と鼻腔を遮断した．血管吻合は浅側頭動静脈前頭枝に行った．術後経過は問題なく経過し，術後 14 日で退院した．

症例 2：56 歳，男性（図 8～10）
若年時に頭部外傷の既往歴があるが詳細は不明であり，その後前頭洞炎を繰り返してきたが保存的に経過を見ていた．既往歴に慢性関節リウマチ

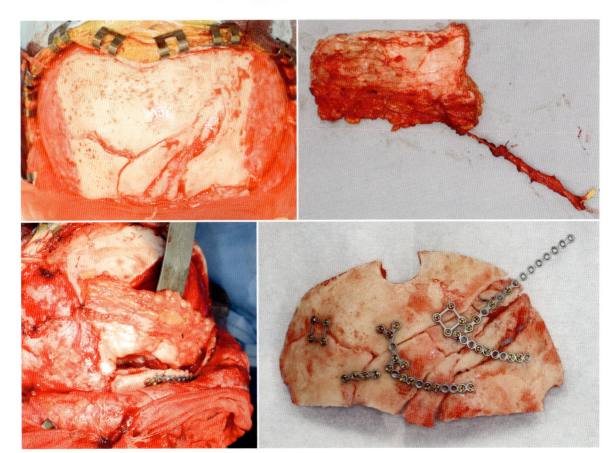

図 6. 症例 1：術中写真
a：頭皮環状切開後，前頭骨陥没骨折
b：前外側大腿筋膜脂肪弁（血管柄付き）
c：前頭洞の頭蓋化と大腿筋膜筋膜弁による頭蓋底再建
d：フロンタールバーを観血的整復固定後

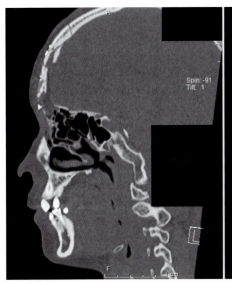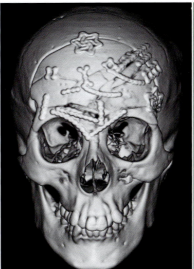

図 7. 症例 1：術後
a：術後 CT 矢状断で前頭洞頭蓋化後
b：術後 3DCT
c：外観上陥没変形などは認めない．

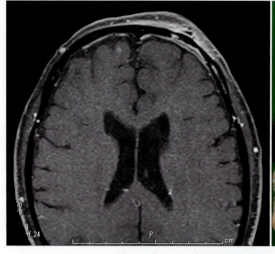
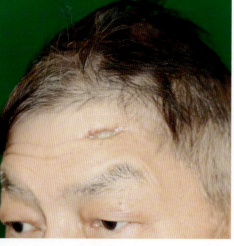

図 8. 症例 2：前頭骨骨髄炎（Pott's puffy tumor）．術前　a|b
　a：術前 MRI．前頭洞炎と皮下膿瘍あり
　b：外観写真で骨露出あり

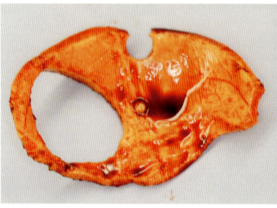
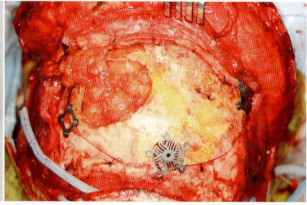

図 9. 症例 2：前頭骨骨髄炎（Pott's puffy tumor）．術中写真　a|b
　a：前頭骨後壁除去，骨髄炎部除去
　b：前外側大腿脂肪弁充填後

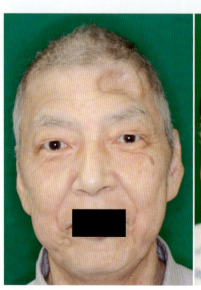
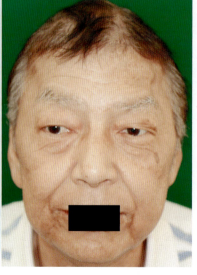

a|b

図 10.
症例 2：前頭骨骨髄炎（Pott's puffy tumor）．術後
　a：術後 1 年外観写真．前頭部に陥没あり
　b：頭蓋形成後外観写真

がありステロイドを内服している．2016年2月に前頭部に蜂窩織炎，皮下膿瘍を発症し，前頭骨が露出したため，他院で経鼻内視鏡的前頭洞炎手術（Draf Ⅲ）が施行されたが，内視鏡的には根治不可能と判断し，当院に紹介後手術となった．冠状切開でアプローチすると，前頭骨は骨露出部で融解しており，前頭洞と交通していた．前頭開頭後，骨融解部のデブリードマンを施行し，前頭骨後壁を除去して頭蓋化を行った．血管柄付き前外側大腿脂肪弁で骨欠損部を充填した．血管吻合は浅側頭動静脈前頭枝に行った．術後経過は問題なく，術後1年にチタンメッシュプレートで頭蓋形成を施行した．現在外来通院中である．

まとめ

特に前頭骨骨折治療法とNFOT損傷後の急性期処置方法，早期，遅発性合併症に関して述べた．近年ではNFOT損傷は経過観察を行うより，積極的に前頭洞充填術もしくは頭蓋化を行う方が，遅発性合併症率が低いとの見解が多い．NFOT損傷症例は長期にわたり経過観察を行うことが重要で，遅発性合併症を早期に発見，処置することが大切である．

参考文献

1) Manolidis, S., Hollier, L. H. Jr. : Management of frontal sinus fracture. Plast Reconstr Surg. **120**：32S-48S, 2007.
2) 宮脇剛司：前頭洞・前頭骨・前頭蓋底骨折．AO法骨折治療 頭蓋顎顔面骨の内固定 外傷と顎矯正手術．下郷和雄監修．245-252，医学書院，2017.
3) 清川兼輔ほか：前頭骨─前頭蓋底骨折．頭蓋顎顔面外科─最近の進歩─．平林慎一編．239-243，克誠堂出版，2008.
4) Bush, K., et al. : Nasofrontal outflow tract visibility in computed tomography imaging of frontal sinus fractures. Craniomaxillofac Trauma Reconstr. **6**(4)：237-239, 2013.
5) 近藤聡英：開頭・閉頭の基本．頭蓋顎顔面の固定法 基本とバリエーション．小室裕造ほか編．24-36，克誠堂出版，2013.
6) Chegini, S., et al. : Outcomes of treatment of fractures of the frontal sinus : review from a tertiary multispecialty craniofacial trauma service. Br J Oral Maxillofac Surg. **54**：801-805, 2017.
7) Rodriguez, E. D., et al. : Tewnty-six-year experience treating fronal sinus fractures : A novel algorithm based on anatomical fracture pattern and failure of conventional techniques. Plast Reconstr Surg. **122**：1850-1866, 2008.
8) Archer, J. B., et al. : Extensive traumatic anterior skull base fractures with cerebrospinal fluid leak : Classification and repair techniques using combined vascularized tissue flaps. J Neurosurg. **124**：647-656, 2006.
9) 中島庸也：前頭洞嚢胞．耳鼻咽喉・頭頸部手術アトラス 上巻．小松崎篤監修．295-301，医学書院，1999.

◆特集／頭蓋顎顔面外科の感染症対策

頭頸部再建手術での感染症と対策

元村尚嗣[*1]　羽多野隆治[*2]

Key Words：頭頸部（head and neck），再建（reconstruction），手術部位感染症（surgical site infection；SSI），救済手術（salvage operation），デブリードマン（debridement），有茎筋皮弁（pedicled musculocutaneous flap）

Abstract
① 頭頸部再建が必要となる手術の多くが，口腔内や鼻腔，副鼻腔，気管などと連続する術野となり，手術創分類ではクラスⅡの準清潔手術である．
② 急性創傷である手術創の感染対策は，予防が最も重要である．
③ 頭頸部再建手術でSSIが生じてしまった場合，原病に対する治療が遅れたり，著しい機能障害が起こったり，最悪の場合では死に直結することもあり得る．
④ 頭頸部再建術でSSIが生じた場合では，速やかな発見，創部開放，デブリードマン，洗浄，その後の適切なリカバリー手術が重要である．

はじめに

頭頸部再建が必要となる手術の多くが，口腔内や鼻腔，副鼻腔，気管などと連続する術野となり，手術創分類ではクラスⅡの準清潔手術ということになる．したがって，他の手術以上に手術部位感染症（surgical site infection；SSI）をしっかりと予防することが重要である．頭頸部再建手術でSSIを生じた場合，原病に対する治療が遅れたり，著しい機能障害が起こったり，最悪の場合では死に直結することもあり得る．そのためにはSSIに対する知識の習得とその予防対策が必須である．本稿では，SSIの基礎知識とその対策について頭頸部再建症例にあてはめて報告する．

SSIについて

手術創は基本的には急性創傷であり，常に細菌のコロニー化を伴う慢性創傷と異なり，SSIが生じない限りほとんど細菌に汚染されずに速やかに治癒するはずである．したがって，感染症の予防が最も重要となる．

1．SSIの定義

アメリカの疾病対策予防センター（Centers for Disease Control and Prevention；CDC）が定義したもので，手術部位感染のみを含むものである[1]．術操作を直接加えた部位に発生する感染症であり，術後30日以内に発症する感染と規定されている．主にサーベイランスのための概念であり，発生率などを比較する上で定義が必要となるため作られたものである．切開部浅層SSI，切開部深層SSI，臓器/体腔SSIの3つからなる[2]．頭頸部再建ではこのうちの前者2つが対象となる．

A．切開部浅層SSI

術後30日以内に発症し，切開部の皮膚または皮下組織に限定しており，① 切開部表層から排膿がある，② 創浸出物から微生物が分離される，③ 発赤，腫脹，疼痛，発熱のうち少なくとも1つの感染徴候を認め，切開排膿の必要性があり，培養

[*1] Hisashi MOTOMURA，〒545-8585　大阪市阿倍野区旭町 1-4-3　大阪市立大学大学院医学研究科形成外科学，教授
[*2] Takaharu HATANO，同，助教

により菌が検出される，④医師が表層SSIであると判断した場合，のうち少なくとも1項に該当するもの．なお，縫合糸膿瘍や感染した熱傷，会陰切開創，新生児の環状切開術と切開部深層感染は除外される．

B．切開部深層SSI

術後30日以内の感染であり，異物(インプラント)がある場合には術後1年以内に発症する感染を言う．感染は筋膜，筋層などに達し，①切開部の筋膜や筋などの深層からの排膿，②創の自然哆開または発熱や圧痛を認め，外科医が開放創としたもので培養陽性である，③組織学もしくは放射線診断で膿瘍や感染が明らかとなっている場合，④医師が切開部深層SSIであると判断した場合，のうち少なくとも1項に該当するもの．なお切開部の表層と深層の双方に及ぶ感染は深層SSIとして，また切開部から排膿する臓器/体腔SSIも深層SSIとして報告する．

2．術前SSI対策

A．ステロイドの使用

一般にステロイドや免疫抑制剤を術前に投与されている患者は，免疫抑制のため理論的にSSIの発生が高率になる可能性がある．しかし一方では術前ステロイドの使用と術後SSI発生の関連を否定する見解も少なからず認められ，CDCでは手術前のステロイドの漸減や中止は特に推奨していない．

B．禁　煙

1999年のCDCのガイドラインでは，喫煙がSSIのリスクを増大させるとしてSSI防止のために術前30日の禁煙を推奨している．喫煙がSSIを増やす理由として，①コラーゲンの産生を低下させ創の一次治癒を遅らせる，②免疫能を低下させる，③ニコチンなどによる血管収縮と，更にそれに伴う組織の酸素化の低下などが考えられる．

C．糖尿病

糖尿病患者の術後のSSI発症のリスクは糖尿病を有しない場合の2〜3倍である．術前の血糖値よりも術後の高血糖(200 mg/dL以上)が術後のSSIの発症リスクを倍増する．術後血糖値は150〜175 mg/dL以下に管理する．

D．除毛処理

カミソリによる剃毛は感染率が高くなることは広く知られており，除毛処理はバリカンで行うことが勧められている．適切な実施時期に関しては，術当日朝に除毛を行った場合の方が前日夕に行うより感染率が低いことが報告され，CDCも術直前に除毛することを推奨している．さらに，手術の妨げにならなければ除毛処置は行わないことが最も感染率を低下させるとされている．

3．術中SSI対策

A．手術時手洗い

平成17年2月1日厚生労働省は医療法施行規則の一部を改正する省令で手術時手洗いに関して「滅菌手洗い」を「清潔な手洗い」に改めた．すなわち手術時手洗いに使用する水は水道水でかまわないこととなった．さらにCDCでは手術時手洗いは10分では皮膚傷害を生じ，5分でも10分と同等の菌数減少効果があるとされている．また，スクラブ消毒液での消毒後に擦式アルコール製剤を使用する方法はより短時間の手洗いが可能となる[3]．ブラシ使用は皮膚を傷害し細菌増殖の原因となるため，爪，指間のみの使用に限る．

B．予防抗菌薬

術前2時間から直前までの間に投与された場合の感染率が最も低率で，皮切から3時間以上遅れて投与した場合は高い感染率となっている．そのため，麻酔導入直後に抗菌薬の投与を行う．長時間の手術においては抗菌薬の術中再投与が行われる．抗菌薬血中半減期の2倍程度の時間を目途に追加投与するのが適当とされ，予防的抗菌薬の術中追加投与は3〜4時間ごとに行うのが望ましい．

C．手術操作

手術操作は愛護的に行い，止血を十分に行う．壊死組織や異物(縫合糸，電気メスの凝固物質など)の遺残を最小限とし，手術操作部位に死腔を残さないことが重要である．頭頸部再建手術では移植組織の血流が重要であり，血流不全により部

分壊死，あるいは全壊死になった場合には感染源になることを留意すべきである．すなわち，血流豊富な組織を，死腔を残さないように移植できれば，SSIの可能性は著しく低下することとなる．

D．創閉鎖手技
1）創消毒の是非
消毒薬は創傷治癒に必要な細胞に有害とされているため正常皮膚に使用するべきで創面には直接用いない．欧米では筋膜縫合後の皮下組織は消毒を行わず，スポイトを用いて生食による洗浄のみを行うことが一般的である．

2）皮下組織の縫合
死腔をなくす目的で皮下脂肪を縫合することは逆にSSIを増加させる．手術創における皮下組織は真の意味で死腔ではなく，米国では皮下組織が分厚い症例でも縫合は行っていない．

4．術後管理
A．創傷管理
手術創部はガーゼで被覆するよりも適切な保温，湿潤環境を維持できるドレッシング材を用いることが望ましい．清潔手術，準清潔手術後の創部は術後48時間までは閉鎖式ドレッシング材で被覆し管理する[4]．創部に異常がなければ抜糸まで透過性のよいドレッシング材で覆い，抜糸時に開放する．一次縫合ができない場合には開放創として二次治癒を目指して創の管理を行う．

B．ドレーンの管理
開放式ドレーンは外因性感染の原因となり閉鎖式ドレーンの使用がSSI発生率を低下させることから閉鎖式ドレーンを使用することが勧められている．

5．SSI発症時の治療
A．創の開放
自発痛，圧痛が前日より強い場合には創感染を疑い圧痛部で開放創とする．創の開放は基本的に完全にドレナージを行うことが目的であるので，1針のみ抜糸して皮下にペンローズドレーンを入れたり，コメガーゼを挿入することは好ましくない．すべての創を開放するぐらいのつもりで行う

ことが必要である．
B．創のデブリードマン
表在・深部SSIではデブリードマンがその後の治癒を促進させるために大きな意義をもつ．

SSIの知識を踏まえた頭頸部再建術について

1．無剃毛手術
我々は実際に頭頸部再建時の無剃毛手術を以下のように行っている[5]（図1）．

① 術　前：手術当日の朝に，病棟で4%クロルヘキシジン石鹸（ヒビスクラブ®）で洗髪を行う．これにより毛根に潜むものも含めその後6日間にわたりtransient populationを著明に減らすことが証明されている[6]．

② 術　中：麻酔導入後に，ポビドンヨード（イソジン液®）を用いて洗髪を行い滅菌覆布を頭部に下に敷き込み術者の手洗いを待つ．最終的に術者によりポビドンヨード（イソジン液®）で毛流に沿う方向に消毒を行い，更に滅菌覆布がけを行って手術を開始する．術中は滅菌した櫛を用いて整髪しながら切開を行い，周囲の毛髪を生食ガーゼなどで濡らし，助手が押さえながら縫合するなどの工夫を行う．

2．創閉鎖手技
形成外科の基本手技を忠実に行うことがSSI予防につながると考える．すなわち形成外科的縫合法として，特徴的であり基本手技である真皮縫合を確実に行うことが重要である．真皮層は脂肪層と異なり比較的硬くて強靱な組織であるため，創縁の緊張をとる強固な縫合が可能となる．

目的は，速やかな一次治癒を得ることであり，① 縫合創の創縁にかかる張力を減ずる（減張縫合），② 死腔をなくす，③ 創縁同士を密着させる，などによりきれいな創痕を得ることが可能である．舌と皮弁，粘膜と皮弁の縫合などでは，真皮縫合は行わないが，接着面積が大きく，創縁を密着させ，死腔をなくすように心がける．術後に腫脹が生じることを想定し，強く縫合せず，結び目をおいてくる程度でよいと考える．我々は，4-0

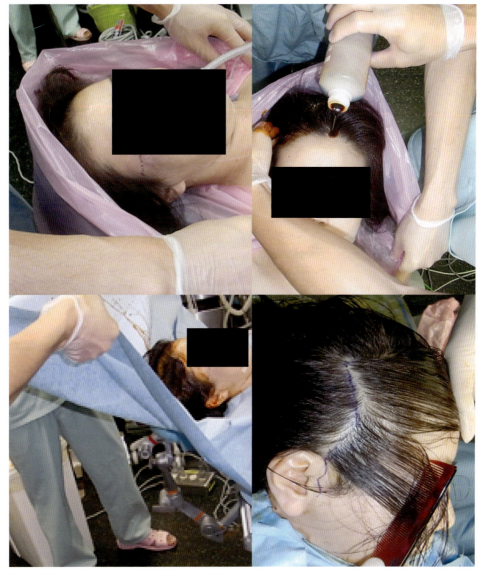

図 1. 当科における無剃毛手術

合成吸収性ブレイド抗菌縫合糸(VICRYL PLUS®；ジョンソンアンドジョンソン株式会社，東京)を用いて，均等に，十分外反させて，そっと結び目をおいてくる要領で縫合を行っている．

3．異物(インプラント)の使用

生体内に埋入物があると，感染に非常に弱い．特に突出したインプラントでは炎症が激しく長く持続する．突出した部分では被膜が薄く，その周囲の dead space を埋めるように肉芽組織が増殖し炎症が長引く．ひとたび感染が起これば，通常はインプラントを除去しない限り感染は治まらない．したがって，我々が頭頸部再建に人工骨などのインプラントを使用する場合には，① 人工骨作成の際には左右対称の形態ではなく曲面を多用し突出部を最低限にしている(図 2-a)，② 人工骨を挿入するスペースは最低限にし，死腔を作らない(図 2-b)，③ 周囲の vascularized tissue を flap として人工骨を被覆する(図 2-c)，などの工夫を行っている[7]．

4．頭頸部再建後に SSI が生じた場合の対策

SSI の発見を速やかに行うことが重要である．移植組織の血流のチェックも重要で，血流不全を見過ごすことは感染源としての組織を留置することとなるため SSI が発症する可能性は高くなる．

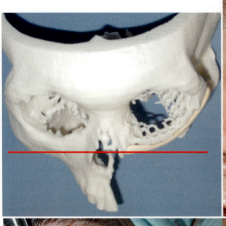
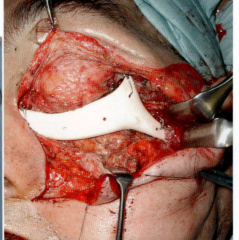
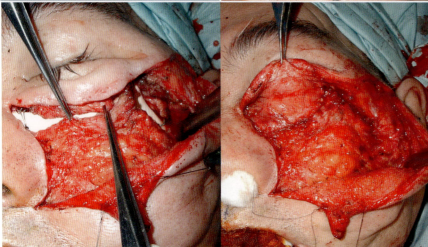

図 2.
人工骨を用いた上顎癌術後硬性再建における工夫
 a：人工骨作成の際には左右対称の形態ではなく曲面を多用し突出部を最低限にしている（文献 7 より一部引用）．
 b：人工骨を挿入するスペースは最低限にし，死腔を作らない．
 c：周囲の vascularized tissue を flap として人工骨を被覆する．

また術後 3 日以降も持続する発熱も SSI の発症を疑わせる所見であり，頸部の発赤，腫脹の有無も注意深く観察する．SSI の発症を疑ったら，速やかに創部を開放し，感染源が何かを検索する．一般的には，感染源（血腫，壊死組織，異物など）のない創部で感染が起こるためには 10^5 個/g の細菌の存在が必要となるが，感染源の存在する創部では 10^2 個/g の菌量でさえも感染が成立する．血腫が原因であれば，出血源の検索，血腫の除去，洗浄処置が必要である．移植組織の壊死や残存組織の血流不全が原因であれば，速やかなデブリードマンが必要である．縫合不全による唾液瘻が原因であれば，速やかに再縫合やデブリードマンをすることが必要で，対応が遅れると唾液や感染で頸部血管の破綻を起こす危険性もある．開放，デブリードマン，洗浄処置，SSI のコントロールができたと判断した後には，適切なリカバリー手術を検討する．我々は，遊離組織移植を第一選択として再建を行っているので，その移植組織が血流不全となった場合の救済手術としては大胸筋や広背筋のような有茎筋皮弁を選択することが多い．SSI によりダメージを受けた頸部に茎部となる筋体を十分充填し再建を行う．この場合も血流不全は SSI を惹起させ得るので，十分な血流を持ち，十分な rotation arc を持たせるような有茎皮弁を移植することが重要であり，その解剖学的特徴については熟知する必要がある．ある意味では，救済手術における有茎筋皮弁は，遊離皮弁移植術より難易度が高いとも言えるが，① 術者および患者・家人の心情的問題，② 吻合血管の信頼性，③ 遊離皮弁と比較して短時間の手術，という点で適切な選択と考えている．

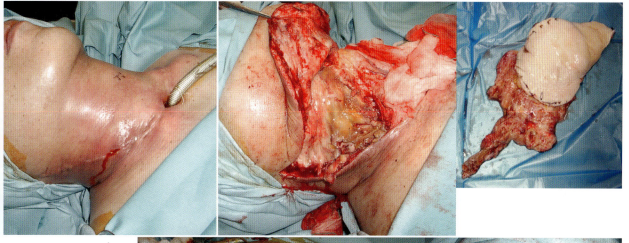
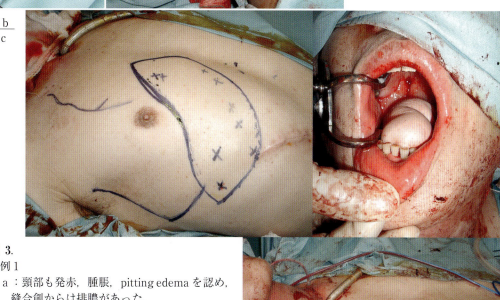

図 3.
症例 1
a：頸部も発赤，腫脹，pitting edema を認め，縫合創からは排膿があった．
b：壊死した皮弁が感染源の SSI と判断し，創部の開放，壊死皮弁の除去を行った．
c：大胸筋皮弁による救済手術を行った．

症　例

症例 1：舌癌術後 SSI

55 歳，男性

舌癌に対して舌亜全摘術および頸部郭清術が施行され，遊離腹直筋皮弁による再建を施行した．しかし，術後 3 日で皮弁の色調の悪化を認めた．術後 3 日を超えて尚，38℃台の発熱が持続，血液検査でも高値の炎症値を認めた．皮弁は完全壊死となり，頸部にも発赤，腫脹，pitting edema を認め，縫合創からは排膿があった（図 3-a）．血流不全となった移植皮弁が感染源の SSI と判断し，速やかに創部の開放，感染源（壊死皮弁）の除去を行った（図 3-b）．十分洗浄の後に大胸筋皮弁による救済手術を行った（図 3-c）．感染の曝露にあった頸部には十分な血流を有した筋体を充填し，緊張の強い部位には網状植皮を行った．SSI は完全に鎮静化し，大胸筋皮弁による再建も問題なく経過した．

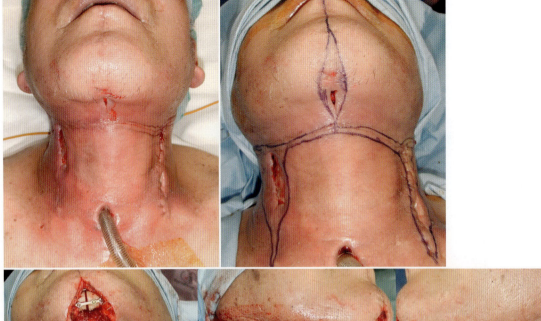

図 4-a〜c. 症例 2
a：頸部に発赤，腫脹，pitting edema を認め，創部を開放し洗浄処置を施行した．
b：デブリードマンおよび救済手術を行った．
c：両側胸鎖乳突筋の壊死を認め，左側では外頸動脈および内頸静脈の一部が既に damage を受けていた．

a	b
c	

症例 2：中咽頭癌術後 SSI
64 歳，男性
右中咽頭側壁の扁平上皮癌に対して下顎正中離断による approach で切除，両側頸部郭清術が施行された．遊離前腕皮弁による再建を施行した．術後移植皮弁の経過は順調であったが，術後 3 日を超えても持続する高熱，高値の炎症値を認めていた．頸部に発赤，腫脹，pitting edema を認め，創部を開放し洗浄処置を施行した（図 4-a）．しかし，感染コントロールがつかず，感染の遷延化，重要血管の破綻の可能性を危惧しデブリードマンおよび救済手術を行った（図 4-b）．初回手術で移植した遊離前腕皮弁は問題なく生着していた．感染源としては，部分切除された両側胸鎖乳突筋の壊死，下顎離断後の固定に使用したチタンプレートおよびスクリューが考えられ，左側では外頸動脈および内頸静脈の一部が既に damage を受けていた（図 4-c）．壊死した胸鎖乳突筋を切除し，鋭匙で感染に曝露された組織を十分にデブリードマンし，有茎拡大広背筋皮弁による再建を施行した（図 4-d）．筋体を十分頸部に充填し，緊張の強い部位には網状植皮を行った．術後，速やかに SSI は鎮静化し，皮弁の生着も良好であった（図 4-e）．

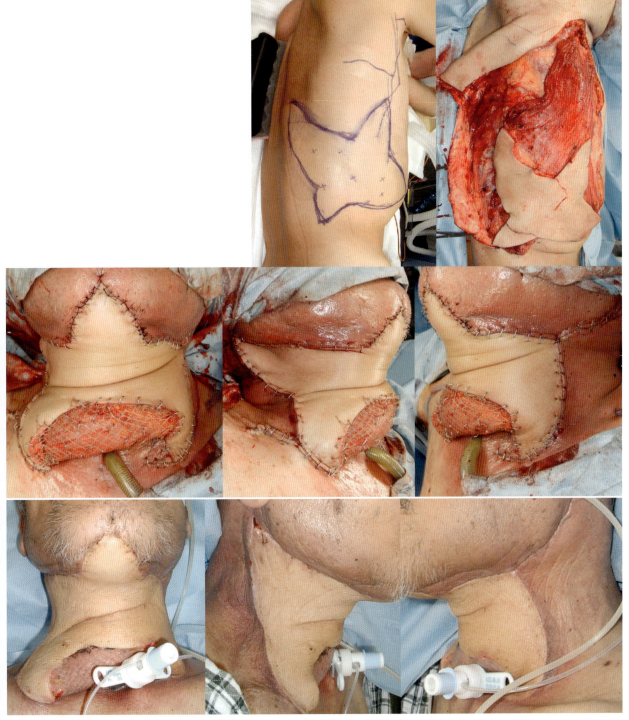

図 4-d, e. 症例 2
d：壊死した胸鎖乳突筋を切除し，鋭匙で感染に曝露された組織を十分にデブリードマンし，有茎拡大広背筋皮弁による再建を施行した．
e：SSI は鎮静化し，皮弁の生着も良好であった．網状植皮で被覆した筋体は術後萎縮し良好な形態となった．

参考文献

1) Mangram, A. J., et al.：Guideline for Prevention of Surgical Site Infection. Infect Control Hosp Epidemiol. **20**：247-278, 1999.
2) Horan, T. C., et al.：CDC definitions of nosocomial surgical site infections, 1992：a modification of CDC definitions of surgical wound infections. Infect Control Hosp Epidemiol. **13**：606-608, 1992.
3) Parienti, J. J., et al.：Hand-rubbing with an aqueous alcoholic solution vs traditional surgical hand-scrubbing and 30-day surgical site infection rates：a randomized equivalence study. JAMA. **288**：722-727, 2002.
4) Morain, M. D., Colen, L. B.：Wound healing in diabetes melitus. Clin Plast Surg. **17**：493-501, 1990.
5) 元村尚嗣：【Oncoplastic Skin Surgery─私ならこう治す！】頭部の皮膚悪性腫瘍. PEPARS. **76**：1-9, 2012.
6) Horgan, M. A.：Shaveless brain surgery：safe, well tolerated, and cost effective. Skull Base Surg. **9**：253-258, 2000.
7) Motomura, H., Iguchi, H.：Simple maxillary reconstruction following total maxillectomy using artificial bone wrapped with vascularized tissue：Five key points to ensure success. Acta Otolaryngol. **132**：887-892, 2012.

◆特集／頭蓋顎顔面外科の感染症対策

頭蓋形成術・顔面骨切り術での感染対策

三川　信之*

Key Words：頭蓋顔面外科(craniofacial surgery)，感染症(infection)，頭蓋形成術(cranioplasty)，骨延長術(distraction osteogenesis)，Le Fort Ⅲ型骨延長術(Le Fort Ⅲ midface distraction)

Abstract 　頭蓋形成術や顔面骨切り術において，術後感染症は手術結果を左右する重篤な合併症であり，術中，術後を通しての感染防止対策は不可欠である．特に頭蓋底から鼻腔・副鼻腔との交通が生ずる手術では，術後逆行性に感染が頭蓋底へと拡がり重篤な合併症をきたす可能性があり，術中からの注意が必要である．生じた前頭蓋底と鼻腔との交通は帽状腱膜骨膜弁や前頭筋骨膜弁などで確実に遮断することが大切である．
骨延長法を頭蓋形成術やLe Fort Ⅲ型骨切り術に適応した場合，死腔が生ずることがない，骨移植の必要がない，皮膚および軟部組織の拡張も同時にできる，手術侵襲(手術時間，出血量)が小さいなどの点で術後感染の合併率は低くなる．延長器の皮膚外へ露出から限局した小感染は頻発するが，重度の感染のリスクを避ける点で有用な手段であると思われる．

はじめに

この数十年，頭蓋顔面外科(craniofacial surgery)の発展は著しく，手術手技の進歩や機器の小型化，精密化などにより失明や死亡例などの重篤な合併症は激減し，安全で確実な手術が施行可能となりつつある．しかしながら，術後合併症の1つである感染症は今も完全には克服できない大きな問題であり，一旦感染を発症すれば，不満足な術後結果をもたらすだけでなく，生命の危機も招きかねない．今回，craniosynostosisに対するfronto-orbital advancement(FOA)を中心とした頭蓋形成術やsyndromic craniosynostosisに対するLe Fort Ⅲ型骨切り術などの顔面骨切り術における術中・術後を通しての感染対策を概説する．さらに重度の術後感染を生じにくいと考えられる骨延長法の有用性についても述べたい．

* Nobuyuki MITSUKAWA，〒260-8670　千葉市中央区亥鼻 1-8-1　千葉大学大学院医学研究院形成外科学，教授

頭蓋形成術・顔面骨切り術における感染対策

頭蓋形成術や顔面骨切り術は小児に施行する場合も多く，重篤な合併症である術後感染症への対策は不可欠な課題である．手術を通して我々が行っている一般的な感染対策は以下の通りである．

1．術前対策

一般の感染症検査である血液検査(血算やCRPなど)，感染症疾患の罹患をチェックするとともに，頭髪，皮膚，眼脂，鼻汁，副鼻腔，扁桃，歯根など局所の巣感染の有無を確認する．

2．術中対策

術直前，念入りに術野を消毒し，術中には死腔対策，生理食塩水での術野の十分な洗浄，術野の乾燥防止，抗生剤の全身投与，医原性の感染防止などの対策を施す．

3．術後対策

視診・触診，熱型のチェック，血算とCRPを含んだ血液検査，創部・鼻腔・drainからの排出液の

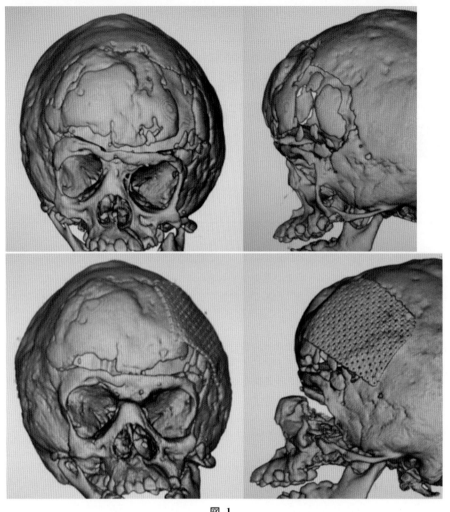

図 1.
Marshall-Smith 症候群の頭蓋形成時,死腔の存在から感染が生じ,前頭骨の吸収,骨欠損が認められた(a). 骨欠損は Le Fort Ⅲ型骨延長時にチタンメッシュプレートで再建した(b).

チェック,CT などの画像検査(特に頭蓋内の死腔のチェック),抗生剤の継続投与,創部の消毒と適切なドレッシング(必要に応じ鼻腔内や口腔内も消毒や洗浄)などを行い,感染防止と感染徴候の早期発見を図る.

頭蓋形成術における感染症と対策

Craniofacial surgery とは狭義では開頭手術を伴い,眼窩上 1/3,頭蓋底,頭蓋全体を扱う頭蓋顔面骨形成術である.頭蓋形成術を中心とした craniofacial surgery における初回手術症例での感染の合併率は 2.0〜8.0% と言われるが[1)〜7)],再手術では高くなり,感染を起こした症例の 85% が再手術症例であったとする報告もある[7)]. 一旦感染を起こすと治療は難渋し[8)],最終的には骨弁の除去を余儀なくされることもある.

1. 頭蓋形成術において起こり得る感染症と対策

Fronto-orbital advancement (FOA) は craniosynostosis に対する早期手術として行われる代表的な術式である.FOA などの頭蓋形成術において,最も留意すべきものは手術によって生じる硬膜外死腔である.死腔は頭蓋内感染を誘発するため,その対策は感染症防止の根幹をなす.前頭開頭骨片と supra-orbital bar を reshaping して前進,固定する従来法で頭蓋の拡大を行った場合,

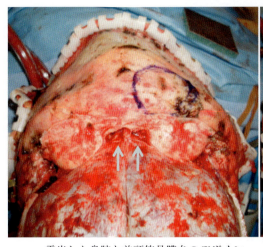 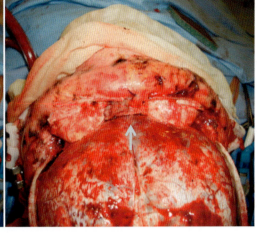

a．露出した鼻腔と前頭筋骨膜弁のデザイン　　b．前頭蓋底との交通を遮断

図 2．Crouzon 症候群に対する頭蓋形成術時
露出した鼻腔を前頭筋骨膜弁で被覆し，前頭蓋底との交通を遮断

硬膜外死腔が生じ，この死腔は脳実質やくも膜下腔の拡大により徐々に消失する．しかしそれまでの間，骨への血流の再開が頭皮側からのみとなるため，感染や骨吸収の原因となる（図 1-a, b）．一般的に死腔は，術後数日と比較的早期に閉鎖されるが[9]，術後 2 週間経っても約半数の患者で死腔を認めたとする報告もあり[10]，症例や死腔の成分[11]によって閉鎖の時期は異なるようである．手術既往のある症例[12]や成人例[5]では，硬膜の拡大伸展に時間がかかり，死腔の残存期間も長くなるため，注意が必要である．死腔防止のために硬膜を前頭骨弁に固定，すなわち tenting を行うこともある．

頭蓋形成術において術中，頭蓋底から鼻腔・副鼻腔との交通が生じた場合，術後逆行性に感染が頭蓋底へと拡がり重篤な合併症をきたす可能性がある．術中に生じた前頭蓋底と鼻腔との交通は前頭筋骨膜弁や帽状腱膜骨膜弁などの血流を持つ自家組織で完全に遮断することが大切である（図 2-a, b）．副鼻腔に脂肪や遊離骨片，人工骨などを充填することは感染を助長する可能性があり，避けるべきである．前頭洞が存在して露出した症例では粘膜を除去し，前頭洞の cranialization も行う．また術中，硬膜損傷による髄液漏が認められた場合は，当然のことながら損傷部位を確実に縫合閉鎖し，必要に応じて側頭筋膜などで補強する．

ところで骨固定材料に関してだが，近年，抜釘や埋入の問題から特に小児の頭蓋形成術ではポリ乳酸を主成分とした吸収性プレートが頻用される．ただし吸収性プレートも異物に違いはなく，感染や炎症反応，異物肉芽腫などの報告[13)14)]もあるため，局所の感染に注意すべきである．

2．骨延長術を用いた頭蓋形成術

生体の骨形正反応を利用した骨延長術による頭蓋形成術は，欧米に先立ち本邦で施行，報告されてきた[15]．本法は，硬膜とともに頭蓋を徐々に拡大するため，術後に硬膜外死腔を生ずることがなく，感染や血腫の合併率も極めて低い．また骨弁を硬膜から剝離しないため，良好な骨弁への血行が温存され，感染や骨吸収を起こしにくい．さらに本法は皮膚および軟部組織の拡張も同時に行うため，従来法のように頭蓋冠の拡大によって手術直後に頭皮の創閉鎖が困難になることがなく，頭皮の縫合不全や創離開からくる感染併発の危険がほとんどない．ところで Whitaker ら[4]は craniofacial surgery の感染防止対策として，抗生剤の大量投与，頭蓋腔と鼻腔との確実な遮断，術野洗浄とともに手術時間の短縮を挙げている．骨延長法は従来法に比べ手術侵襲（手術時間，出血量）が小さく，この点においても術後感染の合併率は低くなると思われる．

一方，骨延長法にはデバイスが必要である．頭蓋形成術には一般的に内固定型のデバイスが用いられるが，延長器の軸棒が皮膚外へ露出している

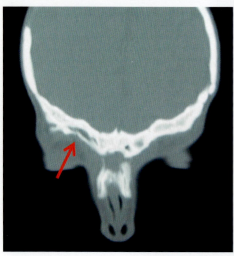
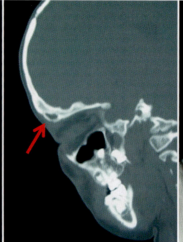
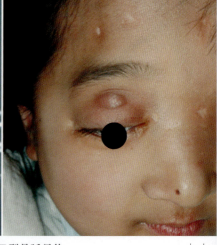

図 3. Crouzon 症候群の FOA(従来法)と Le Fort Ⅲ型骨延長後
a，b：前頭洞が孤立して鼻腔へのドレナージが閉ざされたために生じた mucocele
c：上眼瞼部の膨隆(無菌性膿瘍)

ため，その部位での局所感染が頻発する．しかし感染は通常その場にとどまり，大きな問題となることは少ない．骨を硬膜からはずしていないため，感染しても骨を失うリスクは小さいものと考える．一般に感染が認められた場合，可及的早期に開創して洗浄処置を行う必要があるが，我々はデバイスを抜去するまでに至った症例はほとんど経験がない．

骨延長法は変形した骨の修正が難しく，すべての頭蓋形成術に適応できる訳ではないが，感染症に対するリスクという点においても従来法に比べ明らかに優れていると思われる．

顔面骨切り術における感染症と対策

Craniofacial surgery としての顔面骨切り術には眼窩隔離症に対する眼窩骨切り術や，広い意味では上下顎を対象としたマキシロフェイシャルの領域も含むため，種々のものがある．本項ではその中でも syndromic craniosynostosis に対する Le Fort Ⅲ型骨切り術や monobloc 型骨切り術における感染症対策を中心に述べる．

1．Le Fort Ⅲ型骨切り術と monobloc 型骨切り術において起こり得る感染症と対策

Syndromic craniosynostosis の症例では上記の FOA 後，時期を置いて Le Fort Ⅲ型骨切り術を行うことが多い．Le Fort Ⅲ型骨切り術は頬骨を含めた顔面中 1/3 を一塊として前進させるもので，一般には開頭を要さない．一方，monobloc 型骨切り術は，一旦前頭骨を切り出し，眼窩と上顎骨を含む中顔面を一塊として骨切りし，前頭骨は眼窩の上縁に戻して固定する．本法で最も重要な感染症予防は，前項同様，術中に生じた前頭蓋底と鼻腔内との交通遮断と，前頭洞と鼻腔内との交通を確保することである[16]．前頭洞が孤立して鼻腔へのドレナージが閉ざされた場合，何年も経った後に mucocele となって眼部の膨隆や前頭部頭重感などを呈し，感染を伴えば頭蓋内感染症や瘻孔形成となり得るので注意を要する(図 3-a〜c)．

Le Fort Ⅲ型骨切り術，monobloc 型骨切り術ともに現在は骨延長法が第一選択となっている．骨移植が必要であった従来法に比べ，感染の合併率は格段に低下し，比較的安全に行われ，かつ良好な成績が得られている[17)18]．なお，FOA と Le Fort Ⅲ型骨切り術を組み合わせた骨延長術も可能であり，この場合，前頭骨を硬膜から剝がさないため前頭骨片の血行が温存される．

2．Le Fort Ⅲ型骨延長術や monobloc 型骨延長術に用いるデバイスの問題

骨延長術に用いるデバイスは，内固定型または Halo 創外固定型のどちらを用いてもよい．症例に応じてそれぞれの特徴を生かした選択をすべきであり，併用することも可能である．しかしなが

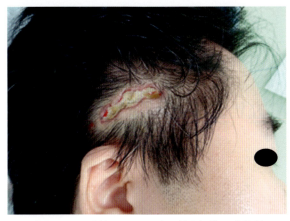

図 4. Halo 型骨延長器のピン刺入部位の感染例
各ピンの刺入位置を離して頭皮の壊死を防ぐなどの対策が必要

ら頭蓋の骨延長同様,デバイスに起因する局所の感染は頻発するため,術中デバイスの取り付け位置は慎重に決定する.また,延長中は十分な観察と慎重な対応が必要であると思われる[19](図4).

まとめ

FOA などの頭蓋形成術と Le Fort Ⅲ型骨切り術などの顔面骨切り術における感染対策を概説した.骨延長法は重度の感染のリスクを回避し得る有用な術式であると思われる.

参考文献

1) Shillito, J. Jr., Matson, D. D.: Craniosynostosis; A review of 519 surgical patients. Pediatrics. **41**: 829-853, 1968.
2) Marchac, D., et al.: Craniofacial surgery for craniosynostosis. Scand J Plast Surg. **15**: 235-243, 1981.
3) Converse, J. M., et al.: Report on a series of 50 craniofacial operations. Plast Reconstr Surg. **55**: 283-293, 1975.
4) Whitaker, L. A., et al.: Combined report of problems and complications in 793 craniofacial operations. Plast Reconstr Surg. **64**: 198-203, 1979.
5) David, D. J., et al.: Craniofacial infection in 10 years of transcranial surgery. Plast Reconstr Surg. **80**: 213-223, 1987.
6) Munro, I. R., et al.: An analysis of 12 years of cranio-maxillofacial surgery in Toronto. Plast Reconstr Surg. **76**: 29-35, 1985.
7) Fearon, J. A., et al.: Infections in craniofacial surgery: A combined report of 567 procedures from two centers. Plast Reconstr Surg. **100**: 862-868, 1997.
8) Fisher, J., et al.: Microvascular surgery as an adjunct to craniomaxillofacial reconstruction. Br J Plast Surg. **42**: 146-154, 1989.
9) Ortiz-Monasterio, F., et al.: Advancement of the orbits and the midface in one piece, combined with frontal repositioning, for the correction of Crouzon's deformities. Plast Reconstr Surg. **61**: 507-516, 1978.
10) Spinelli, H. M., et al.: An analysis of extradural dead space after fronto-orbital surgery. Plast Reconstr Surg. **93**: 1372-1377, 1994.
11) 小坂正明ほか:小児の craniofacial surgery における術後感染防止対策と長期成績.形成外科.**40**: 443-450, 1997.
12) 菅原康志ほか:クルーゾン症候群の再手術症例に対する頭蓋拡張法.小児の脳神経.**25**: 407-410, 2000.
13) 三川信之ほか:吸収性プレートによる異物肉芽腫の1例.日形会誌.**26**: 34-38, 2006.
14) 伏見知浩ほか:吸収性プレートの摘出を要した顔面骨骨折4例の検討.日形会誌.**49**: 29-33, 2008.
15) 小室裕造ほか:専門医に求められる最新の知識 小児 骨延長器を用いた頭蓋縫合早期癒合症の手術 形成外科の立場から.脳神経外科速報.**23**: 1025-1031, 2013.
16) Lee, Y., et al.: How to make the blockage between the nasal cavity and intracranial space using a four-layer sealing technique. Plast Reconstr Surg. **117**: 233-283, 2006.
17) 秋月種高ほか:【頭蓋顔面骨延長の中期成績】Craniofacial dysostosis に対する中顔面骨延長の中期成績.形成外科.**49**: 281-289, 2006.
18) Bradley, J. P., et al.: Monobloc advancement by distraction osteogenesis decreases morbidity and relapse. Plast Reconstr Surg. **118**: 1585-1597, 2006.
19) 三川信之ほか:ハロー型上顎骨延長器の合併症の検討.日頭蓋顔会誌.**21**: 287-292, 2005.

◆特集/頭蓋顎顔面外科の感染症対策

感染歯を有する顎顔面骨骨折治療における感染対策

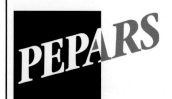

管野貴浩[*1]　関根浄治[*2]

Key Words : 顎顔面骨骨折(maxillofacial fracture), 顎顔面外傷(maxillofacial trauma), 歯性感染症(odontogenic infection), 智歯周囲炎(pericoronitis of wisdom tooth), 根尖性歯周炎(apical periodontitis), 歯性上顎洞炎(odotogenic sinusitis)

Abstract　顎顔面外傷における顎顔面骨骨折の治療は，近年その診断と治療術式や器具機材の研究開発，また多くの学術データの蓄積から，顎顔面に特徴的な機能と顔貌審美にも関わる形態の両者を考慮し，障害の少ない優れた治療法の臨床展開が飛躍的に進歩してきた．特に顎顔面領域は，血流が豊富で，骨折治癒は適切な治療法を応用することで，良好であることが一般的である．
　しかし一方で，各種エビデンスに則った治療を行っても，不幸にも創部感染や骨癒合不全など，良好な経過が得られずに，合併症をきたす症例が少なからず認められる．これには，様々な原因が考えられるが，特に顎口腔に特徴的な，"感染を有する歯や歯周"が関連することが少なくない．したがって，顎顔面骨骨折治療を扱う形成外科医，歯科口腔外科医，耳鼻咽喉科医らには，十分に"歯や歯周，口腔粘膜"の状況を的確に診査診断と評価を行い，適切に連携加療できる技量が求められ，よりよい外傷治療に努めることが必要である．そこで今回，感染歯を有する顎顔面骨骨折治療において，どう対処すべきかについて検討する．

はじめに

　顎顔面骨骨折治療は，近年 CT などの画像診断機器の普及，各種顔面骨固定接合用プレートの進歩発展や，手術器具機材の開発など，多くの新技術の導入と治療結果の蓄積により飛躍的に進歩した．患者さんは，"予期せぬ"交通事故や転倒転落，殴打などにより顔面外傷を受傷し，歯・顎・顔面における形態・機能障害，すなわち咬合・摂食嚥下機能や眼球機能障害，会話，顔貌形態障害などを負い，社会生活からの"予期せぬ"離脱を余儀なくされる．治療ゴールは，言うまでもなく可能な限り早期の"形態・機能回復と社会復帰"である．

この実現には，正確な顎顔面外傷・骨折様態の把握と適切な連携治療とともに，各種エビデンスやガイドラインを遵守した治療が求められる[1)2)]．しかし，これらに則った外傷治療を行っても，不幸にして創部感染や骨癒合不全，歯の保存不可能などの合併症をきたし，予後不良となる症例が少なからず認められる[1)～3)]．
　特に，顎顔面骨骨折におけるこれらの治療全体における合併症発生率は，各種報告から約6～13％とされるが，このうち約半数以上が感染を伴うものとされる[4)5)]．外傷創部感染においては，術前からすでに創部感染を起こしているものと，術後に創部感染をきたしたものとに大別されるが，特に顎骨骨折におけるそれらの起炎菌は，各種報告からいずれもほぼ口腔常在菌であり，好気性菌および嫌気性菌の複数菌感染症からなる，いわゆる歯性感染症と同様である[4)～6)]．特に"感染を有する歯や歯周"とは，"う蝕歯から歯髄死を誘発した

[*1] Takahiro KANNO, 〒693-8501　出雲市塩冶町89-1　島根大学医学部歯科口腔外科学講座，同附属病院顎顔面外傷センター，講師・副診療科長
[*2] Joji SEKINE, 同, 主任教授・診療科長

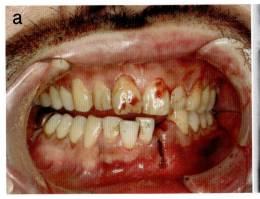
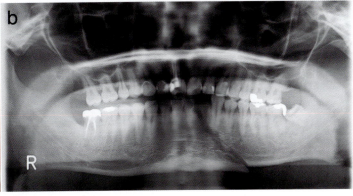

図 1-a,b. 症例1：31歳，男性
a：アルコール依存症．酩酊状態にて交通外傷で受傷し，救急搬送．
b：左側オトガイ部に大きな骨片変位を伴う下顎骨骨折を認める．

根尖性歯周炎および歯冠周囲炎，歯周炎などの辺縁性感染"を指し[4)5)]，これらが外傷創部感染に直接関与するものと考えらるが，これらの取り扱いに関してはエビデンスに乏しく，依然として術者の経験と知識に依存しているのが現状である．

しかしこの創部感染のリスクとなり得る，"歯や歯周，口腔粘膜"の的確な診査診断と評価，さらに適切な対処方法に精通することは，顎顔面骨骨折治療を扱う，われわれ形成外科医，歯科口腔外科医，耳鼻咽喉科医には重要な検討テーマであり，今回それらにどう臨床において対処すべきかについて詳述する．

感染歯を有する顎顔面骨骨折治療における合併症

上顎骨や下顎骨のいわゆる顎骨骨折において，骨折線上や臨在歯などの受傷した外傷歯の取り扱いについては，過去の学術的基本は，歯に構造的な損傷を受けているか，もしくは外傷により歯髄壊死を高率に引き起こすことから，創部感染の原因となる可能性が高い．さらにひとたび骨折創部感染を起こした場合には骨折の治癒遷延や骨癒合不全を引き起こし，重篤な合併症のリスクとなり得ることから，"顎骨骨折治療においては積極的に抜歯をした方がよい"という意見が多かった[3)]．

一方近年では，骨折線上の歯は，骨折の治療上非常に役立ち，逆にこのような歯の抜去は，顎骨および歯槽骨，歯槽粘膜の損傷を引き起こし，骨片整復とプレート固定，また骨の修復を阻害することから，"できる限り保存すべきである"という考えと臨床研究報告が大半を占めており，外傷歯の保存による口腔機能温存の観点からも現在の共通見解とされている[1)~4)]．これには，各種ガイドラインからなる適切な抗菌化学療法適応による感染防止と感染制御，また何よりも各種器具機材の開発による適切な骨片整復と安定した骨片固定により，可能な限り外傷歯を温存した顎骨骨折治療が求められている[4)~6)]．

しかし一方で，骨折線上の外傷歯を保存する場合には，歯の固定が不十分であったり，外傷により歯髄壊死を起こしていれば，またいわんや術前から歯周炎（根尖性歯周炎：根尖病巣歯や辺縁性歯周炎）であれば，容易に外傷創部感染をきたす可能性があるため，注意を要する[1)]．現在，顎骨骨折に関わる外傷歯の取り扱いに関する統一見解は未だみられない．

1．感染歯による重篤な外傷創部術後感染症例（図1）

症例1：31歳，男性

飲酒による酩酊状態での交通外傷による自損事故にて救急搬送された．左側下顎側切歯は脱臼による欠損であり，同欠損歯部である左側オトガイ部から下顎骨体部わたる骨片変位を伴う骨折線を認めた．受傷翌日に，全身麻酔下にて咬合整復，口腔内切開アプローチにて骨片の整復を行い，チタンロッキングミニプレート（AOCMF；Matrix MANDIBLE™ Plate System；DePuy Synthes, Paoli, PA）2枚による強固な固定での観血的整復固定術（Load-sharing 固定）を施行した．抗菌薬

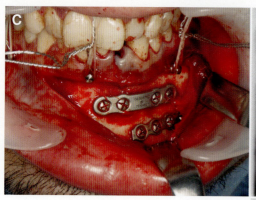
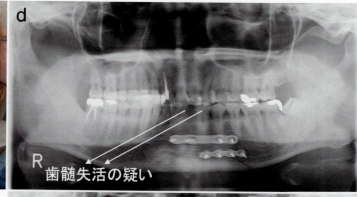
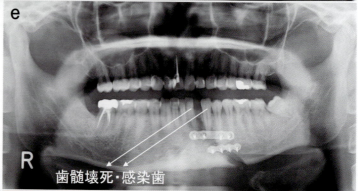
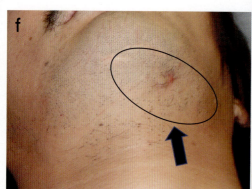
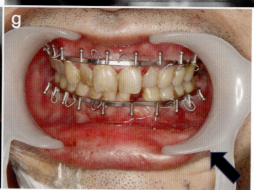

図 1-c〜g. 症例 1：31 歳，男性
c：受傷翌日，全身麻酔下口腔内アプローチで，チタンロッキングミニプレートによる強固な固定での骨接合術(Load-sharing 固定)を施行した．
d：術後 1 か月のパノラマ X 線写真．この時点で左側下顎中切歯および犬歯歯髄には電気歯髄診で生活反応を認めず，歯髄失活の可能性が疑われた．アルコール依存症治療のため，他院精神科へ入院．再診が中断された．
e：術後 6 か月の再診時のパノラマ X 線写真．左側下顎中切歯および犬歯は歯髄壊死，化膿性根尖性歯周炎により術後創部感染をきたし，骨折部癒合不全を認める．
f：左側オトガイ部皮下には，フィステル形成・膿瘍形成を認めた．
g：上下顎にシーネの装着を行った．下顎骨周囲炎・骨膜下膿瘍形成を認めたため切開消炎術，抗菌化学療法投与による消炎を図り，かかりつけ歯科と連携し，原因歯である左側下顎中切歯および犬歯の感染根管処置を行った．

はセファゾリン（CEZ）を 3 日間投与し，術後 4 日目に退院とした．術後 1 か月の評価では，骨折術後創部の経過は良好であったが，骨折線に臨在する左側下顎中切歯および犬歯歯髄は，電気歯髄診（図 2）にて生活反応を認めず，歯髄失活の可能性が考えられたが，歯の外傷治療ガイドライン[7]に示されるように即座の感染根管処置は行わずに，歯髄反応回復の可能性もあり，継続評価によ

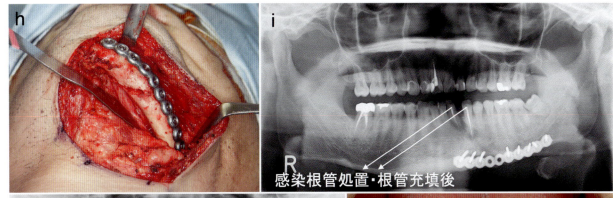
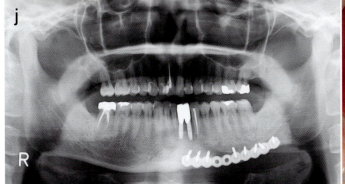
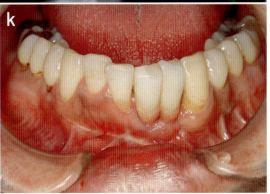

図 1-h〜k. 症例 1：31 歳，男性
h：消炎処置を継続し，かかりつけ歯科での原因歯である左側下顎中切歯および犬歯の感染根管処置および根管充填後に手術を行った．口腔外からの顎下部アプローチでミニプレート 2 枚の撤去を行い，不良肉芽の掻爬・デブリードマンを行い，下顎骨再建用プレート（Load-bearing 固定）で再固定を行った．
i：再手術後 3 か月のパノラマ X 線写真．下顎骨再建用プレート（Load-bearing 固定）による再固定により，骨癒合が確認された．左側下顎中切歯は予後不良と判断し，抜歯を行った．
j：再手術後 12 か月でのパノラマ X 線写真．左側下顎中切歯および側切歯には，歯科インプラント埋入を行い，咬合機能回復治療を行った．
k：再手術後 12 か月の口腔内写真．左側下顎中切歯および側切歯には，歯科インプラントによる治療を行った．

り約 3 か月の経過観察を要すると判断した．その後，アルコール依存症治療のため他院精神科へ入院されたために再診が中断された．

術後 6 か月時に，咬合時痛と咀嚼障害を主訴に当科を再診された．左側下顎中切歯および犬歯は歯髄壊死，化膿性根尖性歯周炎により術後創部感染をきたし，骨折部癒合不全を認めた．左側オトガイ部皮膚には，フィステル形成を認めた．上下顎にシーネの装着を行い，口腔内には骨膜下膿瘍形成を認めたため，切開消炎術，抗菌化学療法（アンピシリン（ABPC）/スルバクタム（SBT））投与による消炎を図り，かかりつけ歯科と連携し，原因歯である左側下顎中切歯および犬歯の感染根管処置を行った．消炎処置を継続し，原因歯の根管充填後に手術を計画した．全身麻酔下に顎間固定を行い，口腔外顎下部切開アプローチにてミニプレート 2 枚の撤去を行い，不良肉芽の掻爬・デブリードマンを行った．骨片同士の接触が保てたため，下顎骨再建用プレート（Load-bearing 固定）にて再固定を行った．術後経過は良好であり，骨折部の骨癒合治癒が確認された．その後，左側下顎中切歯は予後不良と判断し抜歯を行い，欠損歯部には歯科インプラントによる口腔機能回復治療を行った．

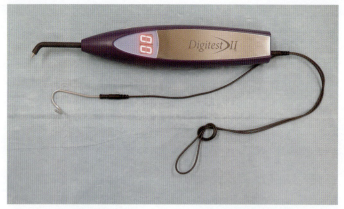

図 2. 電気歯髄診断器(デジテストⅡ®, 株式会社モリタ)
小型で, 簡易的客観的に歯の歯髄反応(生活歯/失活歯)を確認できる.

2. 下顎角部骨折線上の智歯は創部感染予防を目的として抜歯すべきか?

下顎骨骨折において, 智歯と関係する下顎角部は骨折の好発部位である. この下顎角部骨折の観血的整復固定における智歯の取り扱い(骨折治療時に同時に抜歯もしくは温存)については, 前述の骨折治療と骨治癒の考えから, 多くの議論がなされてきた. 特に智歯はその多くが下顎骨内に埋伏しているが, 抜歯に伴い多くの骨を削除することや抜歯窩が大きな骨欠損となることなどから, 多くの観察研究がなされており, 智歯周囲炎をはじめとした感染を伴わないものは抜歯せずに温存することが大方の見解であり, 口腔顎顔面外傷ガイドライン2015年度版[1]においても, 同時に抜歯しないことを弱く推奨している. しかし一方で, 感染を伴う智歯の場合は想定しておらず, また智歯自体が歯槽窩に安定しない場合には骨折手術時に同時に抜歯されることも考慮される[1].

＜下顎角部骨折線上の智歯の温存とその後の抜歯症例＞(図3)

症例2:20歳, 女性

右側下顎を配偶者から殴打され受傷. 両側下顎骨骨折(右側下顎角部および左側オトガイ部骨折)を認め受診した. 右側下顎智歯は埋伏しており, 智歯周囲に感染(智歯周囲炎)は認めなかった. 受傷3日目に全身麻酔下に観血的整復固定術を行った. 口腔内アプローチにより咬合を整復し, 右側下顎角部およびオトガイ部ともにChampyの Ideal line に, ロッキングミニプレート(AOCMF; LockMANDIBLE™)による固定を行った. 下顎角部については, 智歯歯冠が術野に剖出されないように, 下顎枝前縁切開を行うことが大切と思われる. 今後の智歯周囲炎発症とプレート感染のリスクがあるため, 智歯部のプレートは撤去すべきと考えられ[8], 術後6か月の骨癒合治癒を確認した後に, ミニプレートの抜釘と埋伏智歯の抜歯を施行した.

感染歯を有する顎顔面骨骨折にはどう治療計画を立てるべきか

顎顔面骨骨折受傷時の画像および臨床評価において, 明らかな"う蝕歯から歯髄死を誘発した根尖性歯周炎, 歯冠周囲炎や, 中等度から重度の歯周炎などの辺縁性感染を伴う場合には, 歯と歯周への早急な評価および処置による外傷創部感染とそれに伴う骨折治癒不全を引き起こすリスクを, 可能な限り低減させる対処が重要である[2)~4)].

まず第一に, "歯・歯周清掃を目的とした口腔ケア"は極めて重要であり, また外傷治療における感染歯によるリスクの評価と, 歯周清掃や抜歯, 感染根管治療などの治療が重要である. また術前から感染を伴う歯や歯周を有するのであれば, 歯性感染症のガイドライン[9]に準拠した抗菌化学療法の投与を行い, 可及的速やかな顎顔面骨骨折の適切な治療が求められる.

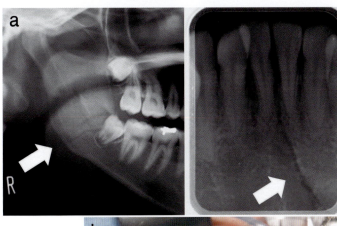

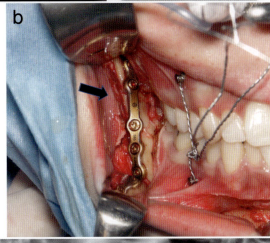

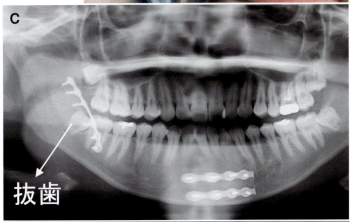

⬛ **術後6か月の骨癒合確認後の処置**
- 両側下顎骨骨折観血的整復固定術のプレートは すべて抜釘(口腔内より)
- 右側下顎大臼歯(智歯)の抜歯

図 3. 症例2：20歳，女性

a：右側下顎を殴打され受傷．両側下顎骨骨折(右側下顎角部および左側オトガイ部骨折)を認めた．右側下顎智歯は埋伏しており，感染は認めなかった．

b：受傷3日目に観血的整復固定術を行った．口腔内アプローチにより咬合を整復し，右側下顎角部およびオトガイ部ともにChampyのIdeal lineに，ロッキングミニプレートによる固定を行った．下顎角部については，智歯歯冠が術野に剖出されないように，下顎枝前縁切開を行った．

c：術後6か月のパノラマX線写真．ミニプレートの抜釘と埋伏智歯の抜歯を計画した．

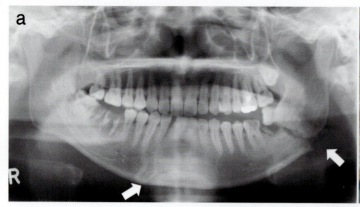
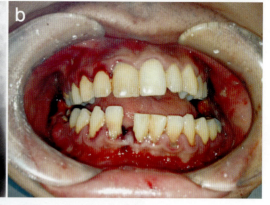

図 4-a, b. 症例 3：27 歳, 男性
a：顔面を殴打され受傷し, 救急搬送された. 両側下顎骨骨折(左側下顎角部および右側オトガイ部骨折)を認めた. 骨折部の左側下顎智歯は水平半埋伏をきたしており智歯周囲炎を認め, また第二大臼歯は重度う蝕による残根, さらに第一大臼歯は治療中断による失活歯であった.
b：著しい骨片変位による咬合不全を認めた. 全顎的に著しいプラーク付着を伴う歯周炎と多数のう蝕歯を認めた. 徹底的な口腔ケアの後に上下顎にシーネの装着を行った.

1. 明らかな"感染歯および歯周"を有する顎顔面骨骨折の治療症例

A. 明らかな"感染歯および歯周"を有する下顎骨骨折治療(図 4)

症例 3：27 歳, 男性

顔面を殴打され受傷し, 即座に救急搬送された. 両側下顎骨骨折(左側下顎角部および右側オトガイ部骨折)を認めた. 特に骨折部の左側下顎智歯は水平半埋伏をきたしており, 同部は智歯周囲炎を認め, また第二大臼歯は重度う蝕による残根, さらに第一大臼歯は治療中断による失活歯であり, 明らかな感染歯および歯周が骨折部に集中的に存在した. 著しい骨片変位による咬合不全を認め, 全顎的に残存歯は著しいプラークおよび歯石の沈着を伴う中等度以上の歯周炎と, 多数の未治療う蝕歯を認め, 骨折治療における著しいリスク症例と考えられた. 受診時から抗菌薬投与下に, 徹底的な口腔ケアによる歯周清掃治療によるプラークおよび歯石の除去を行い, その後に上下顎にシーネの装着を行い咬合整復を行った. 骨片変位は著明であり, また明らかな多数の"感染歯および歯周"を有することから早急な手術治療が必要と判断し, 受傷後 2 日目に全身麻酔下に観血的整復固定術を行った.

右側オトガイ部骨折については, 通法に従って口腔内切開アプローチによる整復固定(ロッキングミニプレートによる Load-sharing 固定)を行ったが, 左側下顎角部骨折については, もし口腔内からアプローチを行うと, 著しい感染を伴う大臼歯による感染のリスクが高く, 一方で抜歯を行うと骨折部が直接複数歯の抜歯窩となり, 骨折の整復固定と骨折治癒不良のリスクが高いため, 口腔外顎下部切開アプローチによる整復固定を選択し, 口腔内とは創を連続させないこととした[10]. 骨折骨片の整復を行い, AOCMF のテクニック[2]による強固なプレート固定(Load-bearing 固定)を行った. 術後経過は臨床的画像的に良好であり, 完全骨治癒を認めた. 患者には, かかりつけ歯科でのう蝕歯の治療や歯周病治療を説明するも同意が得られなかった. 骨折治癒の確認された術後 6 か月目に, 両側下顎骨骨折術後のすべてのプレート抜釘と埋伏智歯を含めたすべての保存不能予後不良歯の抜歯が必須であると判断し施行した.

B. 明らかな"感染歯および歯周"を有する上顎骨骨折・眼窩再建治療(図 5)

症例 4：69 歳, 女性

高所からの転落により受傷し救急搬送された. 左側眼窩下壁～内側壁骨折・上顎骨骨折を認め, 眼科評価にて眼球機能障害を認めた. 既往に 2 型糖尿病を認め投薬加療(初診時 HbA1C 6.8%)が

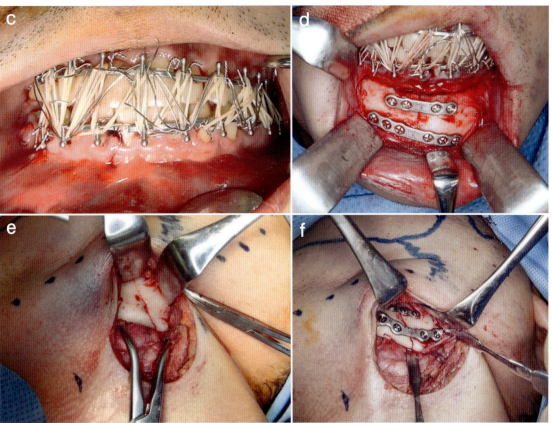

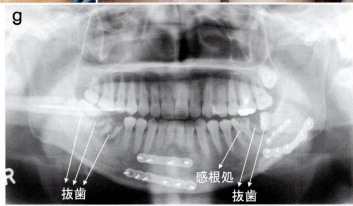

➡ **術後6か月の骨癒合確認後の処置**

・両側下顎骨骨折観血的整復固定術のプレートは
　すべて抜釘（口腔外および口腔内より）
・右側下顎大臼歯および左側下顎第1大臼歯の感染根管
　治療，第2，第3大臼歯の感染保存不能歯の抜歯

図 4-c～g. 症例3：27歳，男性
c：徹底的な口腔ケアを行い，受傷後2日目に観血的整復固定術を行った．
d：オトガイ部骨折に対しては，口腔内アプローチにより整復固定を行った．
e：下顎角部骨折に対しては，骨折線部に感染を伴う大臼歯を認めるため，口腔外顎下部
　　切開アプローチによる整復固定を選択した．
f：AOCMFのテクニックによる強固なプレート固定を行った．
g：術後3か月のパノラマX線写真．両側下顎骨骨折は，良好な骨治癒経過を認めた．両
　　側下顎骨骨折術後の抜釘と埋伏智歯を含めたすべての保存不能歯の抜歯を計画した．

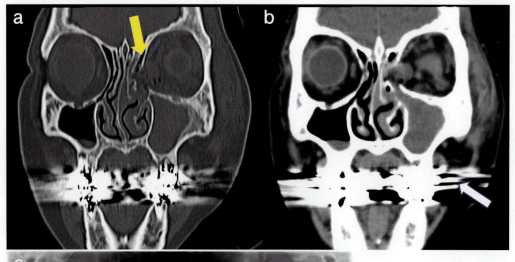

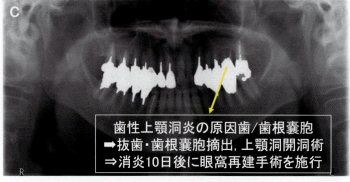

歯性上顎洞炎の原因歯/歯根嚢胞
→抜歯・歯根嚢胞摘出，上顎洞開洞術
⇒消炎10日後に眼窩再建手術を施行

図 5-a〜c.
症例4：69歳，女性

a，b：高所からの転落により受傷し救急搬送された．左側眼窩下壁〜内側壁骨折・上顎骨骨折を認め，眼科評価にて眼球機能障害を認めた．既往に2型糖尿病を認め投薬加療（初診時 HbA1C 6.8%）がなされていた．併せて左慢性歯性上顎洞炎を認めた．原因歯は左側上顎第一大臼歯であり，歯根嚢胞を認め頬側2根は，上顎洞内に突出していた．

c：眼窩外傷への再建手術に先立ち，眼科および糖尿病内科と連携し，抗菌薬投与と外科的に歯性上顎洞炎の消炎を図ることとした．静脈内鎮静局所麻酔下に，左側上顎第一大臼歯の抜歯および歯根嚢胞摘出を行うと，上顎洞内から多量の排膿が得られた．連日の洞内洗浄を行い，抜歯窩はオブチュレーターによる管理を行った．上顎洞炎消炎後10日間，受傷後14日目に眼窩再建手術を計画した．

なされていた．明らかな"感染歯および歯周"の原因歯による左慢性歯性上顎洞炎の併発を認めた．原因歯は左側上顎第一大臼歯であり，歯根嚢胞を認め，頬側2根は上顎洞内に突出していた．眼窩外傷・眼窩骨欠損の再建手術に先立ち，眼科および糖尿病内科と連携し，抗菌薬投与と外科的に歯性上顎洞炎の消炎を図ることとした．まず，受傷入院3日目に静脈内鎮静局所麻酔下に左側上顎第一大臼歯の抜歯および歯根嚢胞摘出を行うと，上顎洞内から多量の排膿を認めた．連日の洞内洗浄を行い，抜歯窩はオブチュレーターによる管理を行った．臨床的および画像的に明らかな上顎洞炎の消炎が得られたため，受傷後14日目に眼窩再建手術を計画した．

眼窩再建手術は眼科との連携手術とし，経結膜切開（Transconjunctival-transcaruncular approach）により，術中ナビゲーションアシスト下での，眼窩内容の確実な整復を行い，生体活性力・骨伝導能を有する 0.5 mm パネルシート（SuperFIXSO-RB®）を用いて眼窩下縁へのタック固定による正確な眼窩再建を行った[11)12)]．眼窩再建手術後の経過は，臨床的・画像的に良好であり，眼窩内容の整復と再建が良好になされ，眼科評価においても良好な経過が得られた．上顎洞炎の再燃はなく，左

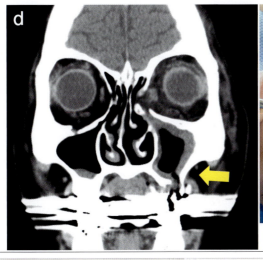
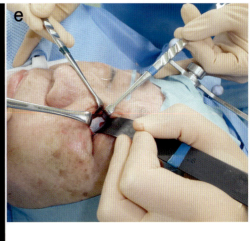
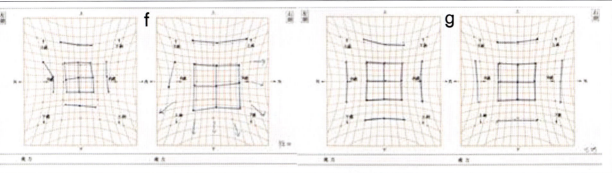
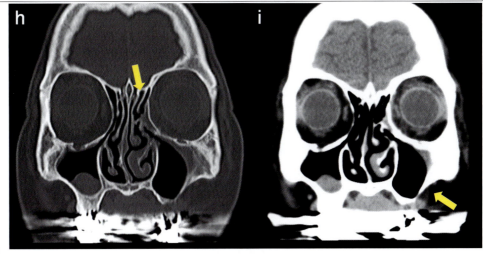

図 5-d〜i.
症例 4：69 歳，女性

d：原因歯の抜歯および歯根囊胞摘出による歯性上顎洞炎の消炎術後，眼窩再建手術術前の CT 写真．左上顎洞炎の消炎が図れている．

e：眼窩再建手術は眼科との連携手術とし，経結膜切開（Medial transconjunctival transcaruncular approach）により，術中ナビゲーションアシスト下に，眼窩内容の確実な整復を行い，生体活性力・骨伝導能を有する 0.5 mm パネルシート（SuperFIXSORB®）を用いて眼窩下縁へのタック固定による正確な眼窩再建を行った．

f，g：眼科での，術前（f）および術後 3 か月（g）の Hess Chart 評価．生体活性力・骨伝導能を有する 0.5 mm パネルシート（SuperFIXSORB®）を用いた眼窩再建により，良好な眼球運動の改善が得られ，全方位において複視は認めない．

h，i：眼窩再建手術術後 6 か月の CT 写真．眼窩内容の整復と再建が良好になされている．眼科の評価も良好な経過が得られた．上顎洞炎の再燃はなく，左側第一大臼歯抜歯後の欠損部はかかりつけ歯科と連携し，ブリッジによる補綴処置を行った．

側第一大臼歯抜歯後の欠損部はかかりつけ歯科と連携し，ブリッジによる補綴処置を行った．

まとめ

感染歯とは，通常"う蝕歯から歯髄死を誘発した根尖性歯周炎および歯冠周囲炎，歯周炎などの辺縁性感染"を指すが，顎顔面外傷患者の口腔内でのこれらの診断評価が重要である[1〜3]．顎顔面外傷患者の画像および臨床診断において，顎骨内にこれらの感染歯を併発している症例は増加していくものと思われる．特に近年の高齢化社会の中においては，可能な限り歯を保存して顎口腔機能の温存に努めることが重要であることは論を俟たないものの，一方でこれらは容易に全身および局所の感染源となり得ることも注目されている．特に全身への歯や歯周，口腔粘膜と全身への影響がクローズアップされ，周術期の口腔ケアの重要性が注目されるが，顎顔面骨骨折治療においても，骨折治癒の予後不良の大きなリスク因子の一つとなり得る．特に，完全な良好な天然歯列を有する若年者の外傷患者はむしろ減少し，う蝕や根管治療などの何らかの処置歯や歯周病(根尖性，辺縁性)を有する患者や，特に高齢者の顎顔面外傷患者が増加する本邦の現状を考えると，顎顔面骨骨折治療を扱うわれわれ形成外科医，歯科口腔外科医，耳鼻咽喉科医らには，"歯や歯周，口腔粘膜"の状況について的確に診査診断と評価を行い，適切に連携加療できる技量が求められるものと思われる．① 治療に先立って感染歯の治療，② 感染歯を考慮した外傷治療方針の選択立案や，③ 顎顔面骨骨折治療後の対応までも，十分考慮し，初療から最良な顎顔面外傷治療を提供できるよう研鑽することが求められる．

一方で，学会レベルにおいては，この顎顔面外傷に特徴的な，"感染を有する歯や歯周"がどれほど顎顔面外傷治療と予後に影響を及ぼすのかについて，各診療科や学会の垣根を超えた連携を通して，その診断と評価，取り扱いと対処法との相関についてさらなる学術データを蓄積し，各種ガイドラインや指針をエビデンスとして示せるよう努めることも重要であると思われる．

参照文献

1) 口腔顎顔面外傷診療ガイドライン 2015 年改訂版．（公社）日本口腔外科学会，日本口腔顎顔面外傷学会編．2015. www.jsoms.or.jp/pdf/trauma_2_20150501.pdf
2) AO Surgery Reference, Online reference in clinical life, AOCMF, AO Foundation. https://www2.aofoundation.org/
3) Hernandez Rosa, J., et al.：Review of maxillofacial hardware complications and indications for salvage. Craniomaxillofac Trauma Reconstr. 9(2)：134-140, 2016.
4) 金子明寛ほか：JAID/JSC 感染症治療ガイドライン 2016―歯性感染症―. 日化療会誌. 64：641-646, 2016.
5) McNamara, Z., et al.：Removal versus retention of asymptomatic third molars in mandibular angle fractures：a randomized controlled trial. Int J Oral Maxillofac Surg. 45：571-574, 2016.
6) Chrcanovic, B. R.：Teeth in the line of mandibular fractures. Oral Maxillofac Surg. 18：7-24, 2014.
7) 歯の外傷治療ガイドライン，平成 24 年 10 月改訂．日本外傷歯学会．http://www.ja-dt.org/guidline.html
8) Kanno, T., et al.：Treatment of linear mandibular angle fractures using single 2.0-mm AO locking miniplate osteosynthesis at the superior border of Champy's line. Hosp Dent Oral-Maxillofac Surg. 22：29-32, 2010.
9) 術後感染予防抗菌薬適正使用のための実践ガイドライン．公益社団法人日本化学療法学会／一般社団法人日本外科感染症学会．www.chemotherapy.or.jp/guideline/jyutsugo_shiyou_jissen.pdf
10) Kanno, T., et al.：Submandibular approach through the submandibular gland fascia for treating mandibular fractures without identifying the facial nerve. J Trauma. 68：641-643, 2010.
11) Kanno, T., et al.：The applicability of an unsintered hydroxyapatite particles/poly-L-lactide composite sheet with tack fixation for orbital fracture reconstruction. J Hard Tissue Biol. 25：329-334, 2016.
12) Kanno, T., et al.：Feasibility of single folded unsintered hydroxyapatite particles/poly-l-lactide composite sheet in combined orbital floor and medial wall fracture reconstruction. J Hard Tissue Biol. 26：237-244, 2017.

◆特集／頭蓋顎顔面外科の感染症対策

顎矯正手術の術後感染症対策における周術期管理の実際

篠塚啓二[*1] 外木守雄[*2]

Key Words：顎矯正手術（orthognathic surgery），周術期管理（perioperative management），術後感染症（postoperative infection），手術部位感染症（surgical site infection；SSI），ドレーン法（drainage），予防的抗菌薬投与（antimicrobial prophylaxis）

Abstract 顎矯正手術は，常に口腔常在菌による感染のリスクを伴うため，感染症対策は特に重要となる．顎矯正手術に伴う感染症は主に手術部位感染（surgical site infection；SSI）である．主な原因は不良な口腔衛生状態にあり，次いでたばこ喫煙が感染リスク因子となる．その他，長時間の手術，出血量，年齢，骨片の安定性，術後の血腫などが関与する．今回，それらに対して当院が行っている顎矯正手術の周術期管理の実際を解説する．術前においては，口腔衛生管理の徹底，全身状態の把握，禁煙指導，自己血輸血の準備などを行う．術中には，術野の消毒の際に歯ブラシを用いた機械的歯面清掃を取り入れることや愛護的な手術操作，出血量を抑えた短時間手術を心掛けている．創閉鎖時は死腔・血腫形成防止のための持続吸引ドレナージを行う．術後においては，ガイドラインに沿った抗菌薬の予防投与や栄養管理を行っている．以上のように，術後感染予防を考慮した周術期管理によって，患者にとって負担がより少なく安全な治療を行っている．

はじめに

顎矯正手術の対象となる患者のほとんどが，顎変形の問題以外に全身的な基礎疾患を認めず，おおむね健康な日常生活を営んでいる．また，手術は外傷や悪性腫瘍の手術とは異なり，数か月前から計画されている予定手術である．したがって，顎矯正手術を行うにあたっては，手術が予定の手順通りに行われるよう，万全の準備を整えて安全に行うことが要求される．

しかしながら，口腔の手術は，口腔常在菌を念頭に置いて対処する必要がある準無菌手術であり，常に感染のリスクを伴うため，安全な顎矯正手術を行うにあたって，感染症対策は特に重要となる．本稿では，顎矯正手術の周術期管理の現状

表 1．術後感染症の分類

SSI（手術部位感染）
創感染，開腹術後の腹腔内膿瘍，開胸後の膿胸など，手術操作の直接加わった部位に起こる感染 （内因性感染，術野周囲の常在菌）

RI（遠隔部位感染）
術後の呼吸器感染，尿路感染，カテーテル感染など，手術非対象部位あるいは直接手術操作が及ばなかった部位に発症した感染 （外因性感染）

について述べるとともに，特に感染予防対策について解説する．

顎矯正手術の術後感染の現状

術後感染症は，手術部位感染と遠隔部位感染に分類される（表1）．アメリカ疾病管理予防センター（Centers for Disease Control and Prevention；CDC）ガイドライン[1]によると，手術部位感染（surgical site infection；SSI）とは，手術操作が直接及ぶ範囲に起こる感染で，術後30日以内，もし

[*1] Keiji SHINOZUKA，〒101-8310 東京都千代田区神田駿河台1-8-13 日本大学歯学部口腔外科学講座，助教
[*2] Morio TONOGI，同，主任教授

くは人工物挿入手術の場合は1年以内に生じたものを言う．遠隔部位感染(remote infection；RI)は，手術操作が直接及ばない部位に起こった感染を指す．

顎矯正手術に伴う感染症は主にSSIである[2]．手術部位感染の主な原因は不良な口腔衛生状態にあり，次いで，喫煙が感染リスク因子となることが報告されている．その他，感染に関与する因子として，長時間の手術，出血量，患者の年齢，骨片の安定性，術後の血腫などが挙げられる[3,4]．顎矯正手術の術後感染症のほとんどが細菌性感染であり，稀に顔面頸部の放腺菌症が報告されている[5]．

手術部位感染の発生率については，Roblらの調査[3]では顎矯正手術1,000症例のうち，下顎に2.4％，上顎に0.5％認め，Bouchardらの調査[6]によると，336症例のうち手術部位感染は38症例(11.3％)であった．複数の文献をまとめると，その感染率は数％から15％との報告がある[3,4,6]．本邦においては，顎変形症治療の実態調査(2008年)[7]によると，外科系施設92施設のうち，術後感染を報告した施設はわずか3施設であった．他には黒原らの施設では12年間の557例中2例に認めたとの報告[8]があり，野池らの施設では，術後感染は75例中1例もなかったことが報告されている[9]．当院においては，2011年7月から2016年12月までの間に608症例の手術を行っているが，術後に大きな感染は認めなかった．術後感染の発生率は施設間での差があるが，これは周術期管理，手術内容，さらに術後創感染の定義の差によるものがあると考えられる．

周術期管理

当科における周術期管理の実際，特に術後感染に対する予防策を，術前・術中・術後に分けて解説する．

1．術　前
A．口腔衛生管理の徹底

顎矯正手術の周術期感染予防のために最も重要なのが良好な口腔衛生管理である．術前から行われる歯科矯正治療は歯面に各種矯正装置(ブラケットやワイヤーなど)が付くため，汚れやすく多種多量の細菌叢を有する歯垢，歯石を形成する危険性が高い．そのため，専門的機械歯面清掃(Professional Mechanical Tooth Cleaning；PMTC)による口腔衛生管理は全周術期間を通じて必須となる．このPMTCを行うことは，患者自身では取り除ききれない歯間部や歯肉縁下部分に存在する歯垢や歯石を除去することにより，可及的に細菌数を減らすことができる．また，術前から徹底したPMTCおよび指導を行い，患者自身の口腔衛生管理に対する動機付けも含めて口腔衛生管理を行うことで，術後感染リスクを下げることが期待できる．

B．全身状態の確認

顎矯正手術の実施上問題となる(1)創傷治癒を阻害する因子，(2)安全な全身麻酔を阻害する因子などの確認が重要である．

これは，術前矯正を開始する時点で問題となる全身的な基礎疾患を検索し，もし問題があれば，手術までにそれが治癒改善できるかを検討し，もし，器質的に改善ができない場合は，顎矯正手術自体を適用しないことも想定される．筆者の経験では，手術直前になって矯正歯科医から紹介があり，重度の気管支喘息が判明し，そもそも全身麻酔ができないため，治療を断念した症例があった．これは当然，訴訟に発展し，担当した矯正歯科医，患者とも不幸な経験であった．

顎矯正手術は，顎顔面形態異常や咬合機能の改善を目的とした手術であるために，術後の合併症や後遺症，ましてや予期せぬ死亡事例などを生じることは社会的にも容認されにくく，特に安全性が要求される手術である．術後継発症予防のためにも，循環器・呼吸器疾患，内分泌・代謝疾患，血液疾患などの既往歴や全身状態に関する注意深い問診と診査が肝要である．

C．禁煙指導

顎矯正手術において，喫煙は感染リスク因子の1つとされている．術前より禁煙指導を行ってい

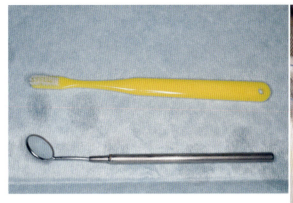
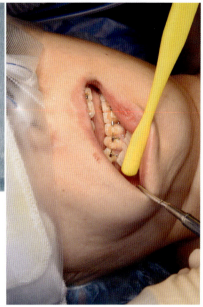

図 1.
口腔内の術野の消毒
歯科用ミラーで圧排をしながら、歯ブラシを用いて、清掃、消毒を行っている.

る.

D．自己血輸血

顎矯正手術に伴う出血と貧血は重篤な創傷治癒不全に関与する．特に多量に出血した場合は，輸血が必要となる場合があるが，本手術は，待機的手術であり，対象者が健康な若年成人が多いため，自己血輸血事例の対象となり得る．当院では，麻酔科の協力を得て，上下顎同時移動術の際には通常 400 ml の自己血を準備し，術後返血を行い良好な経過を得ている．

2．術　中

A．術野の消毒

口腔内の消毒薬としては，通常化学的殺菌作用を有する 0.02%～0.1% クロルヘキシジン（ヒビテングルコネート），7～10% ポビドンヨード液（イソジン），0.1～0.2% アクリノール液（リバノール）などが用いられている．

これに加えて，口腔の消毒には，歯の表面に付着している歯垢を機械的に除去する必要がある．通常は，上記の消毒薬を浸した綿球で，丁寧に歯の表面や粘膜面を清拭するが，顎矯正手術の際にはブラケットやワイヤーが装着されており，綿球での清拭は困難なため，歯ブラシを用いて，機械的清掃を行っている（図 1）．また，発泡作用の強い 3% 過酸化水素水を使用することもある．

B．手術操作による合併症の防止

顎矯正手術では，骨片の安定性や出血量および手術時間などが術後感染に関与することが知られており，術中の確実で愛護的な操作が，合併症の防止に重要である．手術を安全に実施し成功させるためには，無理のない治療計画を立案することが最も重要であるが，基本手技として，骨膜を損傷しないで剥離すること，周囲の軟組織を損傷することなく骨体片を確実に可動化すること，移動した骨体を適切に骨接合し固定を確実に行うこと，骨片の安定化を図ることなどが必要となる．特に口腔内という限られた術野であるため，可及的に明視下に術操作を行い，不用意に粘膜，骨膜，神経，血管の損傷を起こさないように盲目的な操作は行わないように心掛けている．

また，手術時間と出血量には強い相関があるとされている[7)9)～11)]が，手術時間については術者，介助者間で役割分担を効率的に行うことにより，短縮化を図っている．当科では，下顎枝矢状分割法（SSRO）単独の場合，手術時間は 1 時間 30 分程度，出血量は 100 ml 程度，上下顎同時移動術（two-jaw surgery）では手術時間 3 時間程度，出血量 200～300 ml 程度で行っている．

C．創の閉鎖

術創に血腫が貯留すると感染や創哆開の原因と

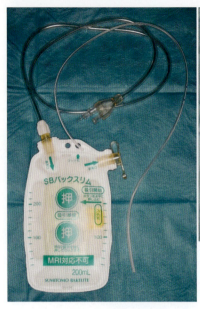

a．SBバックスリム

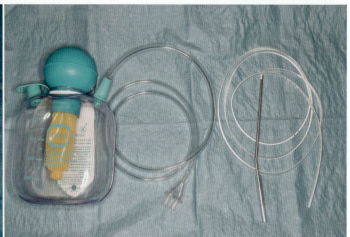

b．リリアバック

図 2．持続吸引器の種類

なる．創の閉鎖縫合には，骨膜をしっかり縫合し，死腔を確実になくし，血腫形成を防止するために持続吸引器を用いたドレナージを行っている．また，手術に使用する器具の破損や矯正用のフックなどが脱落し，創内迷入することがあり，それらも創感染の原因となる．そのため，創を閉鎖する前に，創内をよく洗浄し，出血点や異物がないかを確認する必要がある．また，当院では矯正用のフックやブラケットの数を術直前に確認しておき，術中，術後にその数を絶えず確認するようにしている．

3．術　後
A．死腔の予防，ドレナージについて

創部に血液や浸出液などが貯留した死腔が残存すると，感染しやすいこと，線維性肉芽組織の増殖をきたしやすいことなどから，創傷治癒が阻害される．

顎矯正手術の術後において，骨分割面(骨髄)および骨膜，筋肉などの軟組織からの出血や浸出液の貯留を防ぎ，死腔形成を予防して，創の安静を図るために，持続吸引器(J-VAC，SB バック，リリアバックなど，図 2)を用いた閉鎖型ドレナージが応用される．これは管腔型のドレーンを創内部に留置し，創を閉鎖した後，そのドレーンを体外の持続吸引器に接続し，血液，浸出液，および膿などを排液バック内に吸引する方法で，持続的な吸引が可能である．当科では，具体的には，マルチスリット型のドレーンを下顎骨下縁から後縁の骨膜下に挿入し(図 3)，もう一方を口腔を経由して体外で持続吸引器に接続する．ドレーン管は口腔内で歯や矯正装置に縫合して結紮固定し(図 4)，口腔外は頬部やオトガイ部に粘着テープで固定する(図 5)．この際，創の緊密な閉鎖が重要で，もし少しでもリークがあると口腔内の汚染物を創内に吸引することになり著しく危険であるため注意を要する．

以前は，ドレーン管を下顎枝後面・外側面部から直接，下顎底部を経由して頸部の皮膚を穿刺して通していたが，顔面動脈や顔面神経の損傷の恐れがあること，頸部に新たな傷をつくるなどの理由から，現在では用いていない．

本ドレーン法では，排液量の正確な測定が可能で，死腔の縮小および改善効果が高く，逆行性感染の恐れが少ないという利点がある反面，患者の体動の妨げになったり，無意識下でのドレーンの自己抜去が発生したり，比較的高価であるという欠点がある．ドレーンの自己抜去，脱落予防では，固定を歯や矯正装置に縫合糸を用いて行い(図

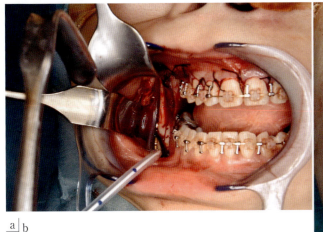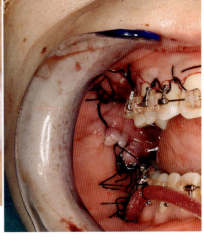

図 3.
　a：ドレーンの挿入側を下顎骨下縁から後縁の骨膜下に挿入する．
　b：閉鎖後，口腔を経由して，口腔外で吸引器に接続する．創部からの空気漏れがなく，陰圧が適正に生じて，持続吸引されていることを確認する．その際に漏出があると口腔内の汚染物を吸引して術後感染をきたすので，厳重な観察が重要である．

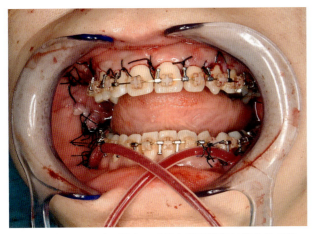

図 4．ドレーンは口腔内では歯や矯正装置に縫合糸で結紮固定し，抜去，脱落を防止する．

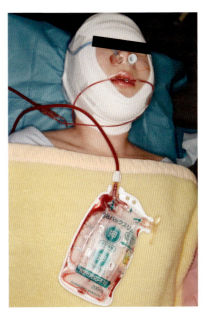

図 5．口腔外で持続吸引器に接続する．口腔外では頰部やオトガイ部にテープにて固定することにより，抜去，脱落を防止する．

4)．さらには，患者自身にドレーンがどこに，何本，入っているかを自覚させ，その必要性を十分認識してもらい，協力を得ることも重要である．

ドレーン挿入部の感染予防には，周囲の発赤，腫脹，熱感，疼痛などの感染徴候をよく確認した上で，挿入部を清潔に保つ必要がある．使用中は，排液量および性状をよく観察する．通常，微細な出血症状の治まる 1～2 病日後に，貯留液量 10 ml 以下を目安に抜去している．

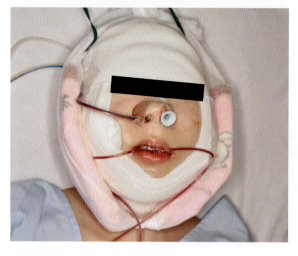

図 6.
弾性包帯による創部の圧迫と冷罨法を行っている.

B．サージカルガーメントの使用

前述のドレーン吸引に加えて，術直後より弾性包帯や下顎顎角部周囲に綿で作成した圧迫クッションを用いて，創部の圧迫による顔面の腫脹と血腫形成の予防を行っている．また，冷罨法も腫脹には効果的である（図 6）．

C．顎間固定について

従来行われてきた囲繞結紮や鋼線結紮などの緩い骨片固定においては 4 週以上の顎間固定を必要とした．これに対して，プレートやスクリューなどによる強固な骨片固定が行われるのが主流となった現在では，顎間固定は，全く行わないか 1 週間以内に実施されることが多い．本邦における顎変形症治療の実態調査では，金属プレート使用症例群で 77 施設中 67 施設 87％で平均 10 日間，吸収性プレート使用症例で 34 施設中 29 施設 85％で平均 11 日間の顎間固定が行われていた[7]．

術後の顎間固定は，嘔吐物や出血などによる気道閉塞の危険性が高い．また，開口できずにブラッシングも行いにくいため，口腔内が不潔になりやすく，創部感染のリスクが高くなる．

当院においては，手術終了後，顎間固定は行わず，手術翌日に呼吸や咬合状態に問題がないことを確認後，顎間ゴム牽引による咬合誘導と開口制限を行っている．これには，口腔内清掃・含嗽を早期から自己管理させ，徹底的に口腔衛生状態を良好に保つよう指導している．なお，経口摂取は手術翌日から開始している．

D．栄養管理

創治癒の促進を図り感染を防止する意味でも栄養管理は大切である．

当科では，手術翌日から流動食の経口摂取を開始し，手術 2, 3 日後にはドレーンを抜去して，顎間ゴム牽引の自己管理となった後からペースト食やキザミ食を開始している．栄養摂取がうまく行えない場合には，補助的に栄養調整食（エンシュアリキッドなど）を併用することもある．手術 1 週間後の退院時にはおおむね柔らかい常食が摂取できるように栄養管理指導を行っている．必要に応じて，退院時に管理栄養士による栄養指導を受けさせることもある．

E．抗菌薬の使用

一般的に，周術期の抗菌薬の選択，投与時期，投与期間の決定には，その抗菌薬の使用目的が，術後感染の発症予防のための予防投与か，手術時にすでに感染のある創部に対する治療的投与なのかをまず考えなければならない．

顎矯正手術の場合は創部の清潔度分類（表 2）[1)12)]として，準清潔創の class II であり，予防抗菌薬投与の適応となるため，手術当日以降に使用される．また，この抗菌薬投与の目的は SSI 制御のみであり，具体的には，口腔常在菌による術野の汚染，人工材料の生体内埋入，術後のステロイド療法，術後の口腔衛生不良に伴う術後感染やその重症化を防止することにある．

術後感染を予防するための抗菌薬の選択，投与期間に関しては，2016 年 4 月に（公社）日本化学療

表 2. 手術創の清潔度分類

clean 清潔／無菌 (class Ⅰ)	① 炎症のない非汚染手術創 ② 呼吸器，消化器，生殖器，尿路系に対する手術は含まれない． ③ 一期的縫合創 ④ 閉鎖式ドレーン挿入術 ⑤ 非穿通性の鈍的外傷 例）頸部郭清手術，甲状腺手術，唾液腺手術など
clean-contaminated 準清潔／準無菌 (class Ⅱ)	① 呼吸器，消化器，生殖器，尿路系に対する手術 ② 著しい術中汚染を認めない場合が該当 ③ 感染がなく，清潔操作がほぼ守られている胆道系，虫垂，膣，口腔・咽頭手術 ④ 開放式ドレーン挿入術 ⑤ 虫垂炎，胆嚢炎，絞扼性イレウス(小範囲)で，周囲組織・臓器を汚染することなく病巣を完全に摘出・切除した症例 例）非感染中耳手術，鼻副鼻腔手術
contaminated 汚染 (class Ⅲ)	① 早期の穿通性外傷(事故による新鮮な開放創) ② 早期の開放性骨折 ③ 清潔操作が著しく守られていない場合(開胸心マッサージなど) ④ 術中に消化器系から大量の内容物の漏れが生じた場合 ⑤ 胃十二指腸穿孔後 24 時間以内 ⑥ 適切に機械的腸管処置が行われた大腸内視鏡検査での穿孔(12 時間以内) ⑦ 急性非化膿性炎症を伴う創 例）頭頸部外傷の手術など
dirty/infected 不潔または感染 (class Ⅳ)	① 壊死組織の残存する外傷 ② 陳旧性外傷 ③ 臨床的に感染を伴う創 ④ 消化管穿孔例(クラスⅢの⑤，⑥以外) 例）感染耳手術，扁桃周囲膿瘍の即時扁桃摘出術など

法学会，(一社)日本外科感染症学会の共同事業として，我が国初のエビデンスに基づいた「術後感染予防抗菌薬適正使用のための実践ガイドライン」[12]が発刊され，指針となっている．そのガイドラインによると，顎変形症手術における予防抗菌薬の適応は A-Ⅰ であり，科学的根拠のもと，予防的投与を強く勧めている．推奨抗菌薬は嫌気性菌を考慮して，スルバクタム(SBT)/アンピシリン(ABPC)，セフメタゾル(CMZ)を推奨し，β-ラクタム薬アレルギーの際にはクリンダマイシン(CLDM)を使用するように勧告している．抗菌薬の投与のタイミングは手術が始まる時点で十分な殺菌作用を占める血中濃度，組織内濃度が必要であるため，切開の 1 時間前以内に投与を開始し，30 分〜1 時間かけて終了する．投与期間は単回から 48 時間を推奨している．これまでに，単回よりも 48 時間投与の方が感染率を下げるという報告[13]や予防的抗菌薬の投与期間は 48 時間投与と 72 時間を超える投与とで感染率に差がないという報告がある[13)14)]．また，抗菌薬投与に伴う消化器症状，肝・腎障害，アレルギー症状などの副作用出現の可能性や，耐性菌出現による感染の難治化の可能性を考慮し，当院においてはガイドラインに沿った，48 時間の抗菌薬の予防投与を行っている．

感染症発生時の対応

Robl ら[3]は，限局的な創部感染に対しては抗菌薬投与を行い，広範囲な創部感染に対してはデブリードマンで対応が可能であったと報告している．Bouchard ら[6]は，限局的な創部感染は同様に抗菌薬投与で治療可能であったが，広範囲に及んで感染したものについては，プレートやスクリューの抜去が必要であったと報告している．このように，感染がどの程度まで及んでいるかによって対応が異なり，最小限にするには確実な診断と早期の対応が必要である．基本的には汚染感染内容物の徹底除去と減圧および創の安静を図る

ことにある.

おわりに

近年,顎矯正手術は,先人たちのたゆまぬ努力のおかげで広く普及し,安全に行われるようになっている.今後,さらに患者にとって,負担なく,安全で,的確な手術,咬合改善が行えるよう,適切な手術計画,手術手技の確立,術後感染予防を含めた,周術期管理の実施がより高いレベルで行えるよう期待する.

参考文献

1) Mangram, A. J., et al.：Guideline for prevention of surgical site infection, 1999. Infect Control Hosp Epidemiol. 20：247-278, 1999.
2) Verweij, J. P., et al.：Risk factors for common complications associated with bilateral sagittal split osteotomy：A literature review and meta-analysis. J Craniomaxillofac Surg. 44：1170-1180, 2016.
3) Robl, M. T., et al.：Complications in orthognathic surgery：a report of 1,000 cases. Oral Maxillofac Surg Clin North Am. 26：599-609, 2014.
4) Ingeborg, M. W.：Oral and Maxillofacial Surgery. 3rd ed. Fonseca, R. J., ed. 297-324, Elsevier, 2017.
5) Maurer, P., et al.：Actinomycosis as a rare complication of orthognathic surgery. Int J Adult Orthodon Orthognath Surg. 17：230-233, 2002.
6) Bouchard, C., et al.：Infections after sagittal split osteotomy：a retrospective analysis of 336 patients. J Oral Maxillofac Surg. 73：158-161, 2015.
7) 小林正治ほか：本邦における顎変形症治療の実態調査. 日顎変形誌. 18：237-250, 2008.
8) 黒原一人ほか：東京医科歯科大学顎顔面外科学分野における過去12年間の顎矯正手術症例の検討. 日顎変形誌. 24：63-72, 2014.
9) 野池淳一ほか：当科における顎矯正手術に対するクリニカルパスの評価. 日顎変形誌. 20：15-24, 2010.
10) 飯塚忠彦ほか：各種顎変形症に対する外科的矯正手術術中出血量と手術時間についての検討. 日口外誌. 28：152-159, 1982.
11) Rummasak, D., et al.：Factors that determine intraoperative blood loss in bimaxillary osteotomies and the need for preoperative blood preparation. J Oral Maxillofac Surg. 69：456-460, 2011.
12) 術後感染予防抗菌薬適正使用に関するガイドライン作成委員会 編：術後感染予防抗菌薬の適正使用のための実践ガイドライン. 日本化学療法学会／日本外科感染症学会. 2016.
13) Chow, L. K., et al.：Prevalence of postoperative complications after orthognathic surgery：a 15-year review. J Oral Maxillofac Surg. 65：984-992, 2007.
14) 山下憲昭ほか：顎矯正手術における炎症性サイトカインの経時的変動と周術期管理に関する研究. 歯薬療法. 26：37-43, 2007.

2017年 日本美容皮膚科学会書籍展示売上 ダントツNo1！！

Non-Surgical 美容医療 超実践講座

好評書籍

編著 **宮田 成章**
（みやた形成外科・皮ふクリニック 院長）

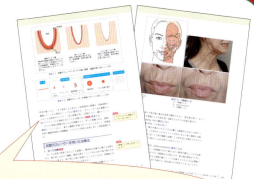

Non-Surgical 美容医療の基本の"キ"から、美容外科・美容皮膚科の領域で第一線を走る豪華執筆陣が行っている施術のコツまでを図総数281点、総頁数400頁にギッシリとつめこんだ，"超"実践講座！！

- 2017年7月刊　B5判　オールカラー
- 定価（本体価格14,000円＋税）

関連ページをすぐに読める「LINK」や疾患から読むべき項目が一目でわかる目次、著者が診療で使用している機器の設定などをご紹介する「私のプロトコール」など、明日からの美容医療診療に役立つ項目が満載！

contents

Ⅰ　準備編
　Non-Surgical 美容医療を始めるにあたって
Ⅱ　総論
　各種治療法総論
　疾患ごとの考え方
Ⅲ　各論
　A　レーザーによる治療
　　炭酸ガスレーザー
　　Er：YAG レーザー
　　Qスイッチアレキサンドライトレーザー・ルビーレーザー
　　Qスイッチ Nd：YAG レーザー
　　光治療
　　ロングパルスアレキサンドライトレーザー／ロングパルス Nd：YAG レーザー
　　付記：カーボンピーリング
　　ロングパルス Nd：YAG レーザー
　　ダイオードレーザー
　　フラクショナルレーザーの基本原理とノンアブレイティブフラクショナルレーザー
　　フラクショナル Er：YAG レーザー
　　フラクショナル炭酸ガスレーザー
　　ピコ秒レーザー
　B　高周波による治療
　　単極型高周波と高密度焦点式超音波治療
　　Radiative 式高周波
　C　ボツリヌス菌毒素による治療
　　ボツリヌス菌毒素による治療
　　ボツリヌス菌毒素の注射手技：Microbotox
　D　注入剤による治療
　　ヒアルロン酸・レディエッセの注入手技①
　　ヒアルロン酸の注入手技②
　　PRP（多血小板血漿）療法
　E　糸による治療
　　スレッドリフト
　F　スキンケアによる治療
　　薬剤の経皮導入：水光注射
　　薬剤の経皮導入：エレクトロポレーション
　　ケミカルピーリング、トレチノインおよびハイドロキノン
　　マイクロダーマブレーション：ダイヤモンドピーリング
　G　手術による治療
　　顔面の解剖と手術の概念
Ⅳ　経営
　経営についての一般論・国内美容医療の状況

全日本病院出版会　〒113-0033 東京都文京区本郷 3-16-4　Tel:03-5689-5989
http://www.zenniti.com　Fax:03-5689-8030

FAXによる注文・住所変更届け

改定：2015年1月

　毎度ご購読いただきましてありがとうございます．
　読者の皆様方に小社の本をより確実にお届けさせていただくために，FAXでのご注文・住所変更届けを受けつけております．この機会に是非ご利用ください．

◎ご利用方法
　FAX専用注文書・住所変更届けは，そのまま切り離してFAX用紙としてご利用ください．また，注文の場合手続き終了後，ご購入商品と郵便振替用紙を同封してお送りいたします．**代金が5,000円をこえる場合，代金引換便とさせて頂きます．**その他，申し込み・変更届けの方法は電話，郵便はがきも同様です．

◎代金引換について
　本の代金が5,000円をこえる場合，代金引換とさせて頂きます．配達員が商品をお届けした際に，現金またはクレジットカード・デビットカードにて代金を配達員にお支払い下さい（本の代金＋消費税＋送料）．（※年間定期購読と同時に5,000円をこえるご注文を頂いた場合は代金引換とはなりません．郵便振替用紙を同封して発送いたします．代金後払いという形になります．送料は定期購読を含むご注文の場合は頂きません）

◎年間定期購読のお申し込みについて
　年間定期購読は，1年分を前金で頂いておりますため，代金引換とはなりません．郵便振替用紙を本と同封または別送いたします．送料無料，また何月号からでもお申込み頂けます．
　毎年末，次年度定期購読のご案内をお送りいたしますので，定期購読更新のお手間が非常に少なく済みます．

◎住所変更届けについて
　年間購読をお申し込みされております方は，その期間中お届け先が変更します際，必ずご連絡下さいますようよろしくお願い致します．

◎取消，変更について
　取消，変更につきましては，お早めにFAX，お電話でお知らせ下さい．
　返品は，原則として受けつけておりませんが，返品の場合の郵送料はお客様負担とさせていただきます．その際は必ず小社へご連絡ください．

◎ご送本について
　ご送本につきましては，ご注文がありましてから約1週間前後とみていただきたいと思います．お急ぎの方は，ご注文の際にその旨をご記入ください．至急送らせていただきます．2～3日でお手元に届くように手配いたします．

◎個人情報の利用目的
　お客様から収集させていただいた個人情報，ご注文情報は本サービスを提供する目的（本の発送，ご注文内容の確認，問い合わせに対しての回答等）以外には利用することはございません．

　その他，ご不明な点は小社までご連絡ください．

株式会社 全日本病院出版会　〒113-0033 東京都文京区本郷 3-16-4-7F
電話 03(5689)5989　FAX 03(5689)8030　郵便振替口座 00160-9-58753

FAX 専用注文書

形成・皮膚 1801　　　年　月　日

○印	PEPARS	定価(税込)	冊数
	2018年1月～12月定期購読(No. 133～144；年間12冊)(送料弊社負担)	41,256 円	
	PEPARS No. 123　実践！よくわかる縫合の基本講座 増大号	5,616 円	
	PEPARS No. 111　形成外科領域におけるレーザー・光・高周波治療 増大号	5,400 円	
	バックナンバー(号数と冊数をご記入ください) No.		

○印	Monthly Book Derma.	定価(税込)	冊数
	2018年1月～12月定期購読(No. 265～277；年間13冊)(送料弊社負担)	40,932 円	
	MB Derma. No. 262　再考！美容皮膚診療 増大号	5,184 円	
	MB Derma. No. 255　皮膚科治療薬処方ガイド―年齢・病態に応じた薬の使い方― 増刊号	6,048 円	
	バックナンバー(号数と冊数をご記入ください) No.		

○印	瘢痕・ケロイド治療ジャーナル		
	バックナンバー(号数と冊数をご記入ください) No.		

○印	書籍	定価(税込)	冊数
	化粧医学―リハビリメイクの心理と実践― 新刊	4,860 円	
	ここからスタート！眼形成手術の基本手技 新刊	8,100 円	
	Non-Surgical 美容医療超実践講座	15,120 円	
	ここからスタート！睡眠医療を知る―睡眠認定医の考え方―	4,860 円	
	Mobile Bearing の実際―40年目を迎える LCS を通して―	4,860 円	
	髄内釘による骨接合術―全テクニック公開，初心者からエキスパートまで―	10,800 円	
	カラーアトラス　爪の診療実践ガイド	7,776 円	
	そこが知りたい 達人が伝授する日常皮膚診療の極意と裏ワザ	12,960 円	
	創傷治癒コンセンサスドキュメント―手術手技から周術期管理まで―	4,320 円	
	複合性局所疼痛症候群(CRPS)をもっと知ろう	4,860 円	
	カラーアトラス　乳房外 Paget 病―その素顔―	9,720 円	
	スキルアップ！ニキビ治療実践マニュアル	5,616 円	

○	書名	定価	冊数	○	書名	定価	冊数
	実践アトラス 美容外科注入治療	8,100 円			超アトラス眼瞼手術	10,584 円	
	見落とさない！見間違えない！この皮膚病変	6,480 円			イチからはじめる 美容医療機器の理論と実践	6,480 円	
	図説 実践手の外科治療	8,640 円			アトラスきずのきれいな治し方 改訂第二版	5,400 円	
	使える皮弁術　上巻	12,960 円			使える皮弁術　下巻	12,960 円	
	匠に学ぶ皮膚科外用療法	7,020 円			腋臭症・多汗症治療実践マニュアル	5,832 円	
	多血小板血漿(PRP)療法入門	4,860 円			目で見る口唇裂手術	4,860 円	

お名前：フリガナ　　　　　　　　　㊞　　診療科：

ご送付先：〒　－　　□自宅　□お勤め先

電話番号：　　　□自宅　□お勤め先

バックナンバー・書籍合計 5,000 円以上のご注文は代金引換発送になります

―お問い合わせ先―
㈱全日本病院出版会営業部
電話　03(5689)5989
FAX　03(5689)8030

年　月　日

住所変更届け

お名前	フリガナ	
お客様番号	〇〇〇〇〇〇〇〇	毎回お送りしています封筒のお名前の右上に印字されております8ケタの番号をご記入下さい。
新お届け先	〒　　　　都道 　　　　　府県	
新電話番号	（　　　）	
変更日付	年　月　日より	月号より
旧お届け先	〒	

※ 年間購読を注文されております雑誌・書籍名に✓を付けて下さい。
- ☐ Monthly Book Orthopaedics（月刊誌）
- ☐ Monthly Book Derma.（月刊誌）
- ☐ 整形外科最小侵襲手術ジャーナル（季刊誌）
- ☐ Monthly Book Medical Rehabilitation（月刊誌）
- ☐ Monthly Book ENTONI（月刊誌）
- ☐ PEPARS（月刊誌）
- ☐ Monthly Book OCULISTA（月刊誌）

FAX 03-5689-8030

全日本病院出版会行

好評増刷

カラーアトラス 爪の診療実践ガイド

●編集 安木　良博（昭和大学/東京都立大塚病院）
　　　　田村　敦志（伊勢崎市民病院）

目で見る本で
臨床診断力がアップ！

爪の基本から日常の診療に役立つ処置のテクニック、写真記録の撮り方まで、皮膚科、整形外科、形成外科のエキスパートが豊富な図・写真とともに詳述！
必読、必見の一書です！

2016年10月発売　オールカラー
定価（本体価格 7,200 円＋税）　B5判　202頁

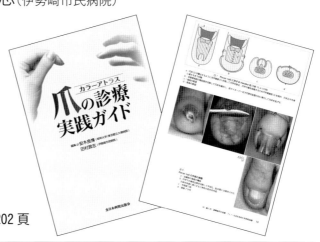

目　次

Ⅰ章　押さえておきたい爪の基本
＜解　剖＞
1．爪部の局所解剖
＜十爪十色―特徴を知る―＞
2．小児の爪の正常と異常
　　―成人と比較して診療上知っておくべき諸注意―
3．中高年の爪に診られる変化
　　―履物の影響、生活習慣に関与する変化、ひろく爪と靴の問題を含めて―
4．手指と足趾の爪の機能的差異と対処の実際
5．爪の変色と疾患
　　―爪部母斑と爪部メラノーマとの鑑別も含めて―
＜必要な検査・撮るべき画像＞
6．爪部疾患の画像検査
　　―X線、CT、エコー、MRI、ダーモスコピー―
7．爪疾患の写真記録について―解説と注意点―

Ⅱ章　診療の実際―処置のコツとテクニック―
8．爪疾患の外用療法
9．爪真菌症の治療
10．爪部外傷の対処および手術による再建
11．爪の切り方を含めたネイル・ケアの実際
12．腎透析と爪
13．爪甲剥離症と爪甲層状分裂症などの後天性爪甲異常の病態と対応
＜陥入爪の治療方針に関する debate＞
14．症例により外科的操作が必要と考える立場から
15．陥入爪の保存的治療：いかなる場合も保存的治療法のみで、外科的処置は不適と考える立場から

16．陥入爪、過彎曲爪の治療：フェノール法を含めた外科的治療
17．爪部の手術療法
18．爪囲のウイルス感染症
19．爪囲、爪部の細菌感染症
20．爪甲肥厚、爪甲鉤彎症の病態と対処

Ⅲ章　診療に役立つ＋αの知識
21．悪性腫瘍を含めて爪部腫瘍の対処の実際
　　―どういう所見があれば、腫瘍性疾患を考慮するか―

コラム
A．本邦と欧米諸国での生活習慣の差異が爪に及ぼす影響
B．爪疾患はどの臨床科に受診すればよいか？
C．ニッパー型爪切りに関する話題

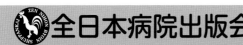

全日本病院出版会　〒113-0033　東京都文京区本郷 3-16-4　Tel:03-5689-5989
http://www.zenniti.com　Fax:03-5689-8030

PEPARS

2007 年
No. 14 縫合の基本手技 **増大号**
　　　編集／山本有平

2011 年
No. 51 眼瞼の退行性疾患に対する眼形成外科手術 **増大号**
　　　編集／村上正洋・矢部比呂夫

2012 年
No. 61 救急で扱う顔面外傷治療マニュアル
　　　編集／久徳茂雄
No. 62 外来で役立つ にきび治療マニュアル
　　　編集／山下理絵
No. 71 血管腫・血管奇形治療マニュアル
　　　編集／佐々木　了

2013 年
No. 75 ここが知りたい！顔面の Rejuvenation
　　　―患者さんからの希望を中心に― **増大号**
　　　編集／新橋　武
No. 76 Oncoplastic Skin Surgery
　　　―私ならこう治す！
　　　編集／山本有平
No. 77 脂肪注入術と合併症
　　　編集／市田正成
No. 78 神経修復法―基本知識と実践手技―
　　　編集／柏　克彦
No. 79 褥瘡の治療 実践マニュアル
　　　編集／梶川明義
No. 80 マイクロサージャリーにおける合併症とその対策
　　　編集／関堂　充
No. 81 フィラーの正しい使い方と合併症への対応
　　　編集／征矢野進一
No. 82 創傷治療マニュアル
　　　編集／松崎恭一
No. 83 形成外科における手術スケジュール
　　　―エキスパートの周術期管理―
　　　編集／中川雅裕
No. 84 乳房再建術 update
　　　編集／酒井成身

2014 年
No. 85 糖尿病性足潰瘍の局所治療の実践
　　　編集／寺師浩人
No. 86 爪―おさえておきたい治療のコツ―
　　　編集／黒川正人
No. 87 眼瞼の美容外科 手術手技アトラス **増大号**
　　　編集／野平久仁彦

No. 88 コツがわかる！形成外科の基本手技
　　　―後期臨床研修医・外科系医師のために―
　　　編集／上田晃一
No. 89 口唇裂初回手術
　　　―最近の術式とその中期的結果―
　　　編集／杠　俊介
No. 90 顔面の軟部組織損傷治療のコツ
　　　編集／江口智明
No. 91 イチから始める手外科基本手技
　　　編集／高見昌司
No. 92 顔面神経麻痺の治療 update
　　　編集／田中一郎
No. 93 皮弁による難治性潰瘍の治療
　　　編集／亀井　譲
No. 94 露出部深達性熱傷・後遺症の手術適応と治療法
　　　編集／横尾和久
No. 95 有茎穿通枝皮弁による四肢の再建
　　　編集／光嶋　勲
No. 96 口蓋裂の初回手術マニュアル
　　　―コツと工夫―
　　　編集／土佐泰祥

2015 年
No. 97 陰圧閉鎖療法の理論と実際
　　　編集／清川兼輔
No. 98 臨床に役立つ 毛髪治療 update
　　　編集／武田　啓
No. 99 美容外科・抗加齢医療
　　　―基本から最先端まで― **増大号**
　　　編集／百束比古
No. 100 皮膚外科のための皮膚軟部腫瘍診断の基礎 **臨時増大号**
　　　編集／林　礼人
No. 101 大腿部から採取できる皮弁による再建
　　　編集／大西　清
No. 102 小児の頭頸部メラニン系あざ治療のストラテジー
　　　編集／渡邊彰二
No. 103 手足の先天異常はこう治療する
　　　編集／福本恵三
No. 104 これを読めばすべてがわかる！骨移植
　　　編集／上田晃一
No. 105 鼻の美容外科
　　　編集／菅原康志
No. 106 thin flap の整容的再建
　　　編集／村上隆一
No. 107 切断指再接着術マニュアル
　　　編集／長谷川健二郎

バックナンバー一覧

No. 108　外科系における PC 活用術
　　　　　編集／秋元正宇

2016 年

No. 109　他科に学ぶ形成外科に必要な知識
　　　　　―頭部・顔面編―
　　　　　編集／吉本信也

No. 110　シミ・肝斑治療マニュアル
　　　　　編集／山下理絵

No. 111　形成外科領域におけるレーザー・光・
　　　　　高周波治療　[増大号]
　　　　　編集／河野太郎

No. 112　顔面骨骨折の治療戦略
　　　　　編集／久徳茂雄

No. 113　イチから学ぶ！頭頸部再建の基本
　　　　　編集／橋川和信

No. 114　手・上肢の組織損傷・欠損 治療マニュアル
　　　　　編集／松村　一

No. 115　ティッシュ・エキスパンダー法 私の工夫
　　　　　編集／梶川明義

No. 116　ボツリヌストキシンによる美容治療 実践講座
　　　　　編集／新橋　武

No. 117　ケロイド・肥厚性瘢痕の治療
　　　　　―我が施設(私)のこだわり―
　　　　　編集／林　利彦

No. 118　再建外科で初心者がマスターすべき 10 皮弁
　　　　　編集／関堂　充

No. 119　慢性皮膚潰瘍の治療
　　　　　編集／館　正弘

No. 120　イチから見直す植皮術
　　　　　編集／安田　浩

2017 年

No. 121　他科に学ぶ形成外科に必要な知識
　　　　　―四肢・軟部組織編―
　　　　　編集／佐野和史

No. 122　診断に差がつく皮膚腫瘍アトラス
　　　　　編集／清澤智晴

No. 123　実践！よくわかる縫合の基本講座　[増大号]
　　　　　編集／菅又　章

No. 124　フェイスリフト 手術手技アトラス
　　　　　編集／倉片　優

No. 125　ブレスト・サージャリー 実践マニュアル
　　　　　編集／岩平佳子

No. 126　Advanced Wound Care の最前線
　　　　　編集／市岡　滋

No. 127　How to 局所麻酔＆伝達麻酔
　　　　　編集／岡崎　睦

No. 128　Step up!マイクロサージャリー
　　　　　―血管・リンパ管吻合，神経縫合応用編―
　　　　　編集／稲川喜一

No. 129　感染症をもっと知ろう！
　　　　　―外科系医師のために―
　　　　　編集／小川　令

No. 130　実践リンパ浮腫の治療戦略
　　　　　編集／古川洋志

No. 131　成長に寄り添う私の唇裂手術
　　　　　編集／大久保文雄

No. 132　形成外科医のための皮膚病理講座にようこそ
　　　　　編集／深水秀一

各号定価 3,000 円＋税．ただし，増大号のため No. 14，37，51，75，87，99，100，111 は定価 5,000 円＋税，No. 123 は 5,200 円＋税．
在庫僅少品もございます．品切の場合はご容赦ください．

（2018 年 1 月現在）

本頁に掲載されていないバックナンバーにつきましては，弊社ホームページ(http://www.zenniti.com)をご覧下さい．

| 全日本病院出版会 | 検索 | click |

全日本病院出版会 公式 twitter 始めました！

弊社の書籍・雑誌の新刊情報，または好評書のご案内を中心に，タイムリーな情報を発信いたします．
全日本病院出版会公式アカウント (@zenniti_info) を是非ご覧下さい!!

2018 年 年間購読 受付中！
年間購読料　41,256 円（消費税込）（送料弊社負担）
（通常号 11 冊，増大号 1 冊：合計 12 冊）

次号予告

四肢外傷対応マニュアル

No.134（2018年2月号）

編集／東京女子医科大学八千代医療センター教授　竹内　正樹

四肢外傷のプライマリケア	土田　芳彦
指尖部欠損の治療	中野　貴光
手指切断に対する再接着術	伊東　大
手指屈筋腱損傷の治療	小平　聡ほか
手指伸筋腱損傷の治療	根本　充
手指部熱傷の急性期治療	樫村　勉ほか
四肢デグロービング損傷の治療	島田　賢一
下肢軟部組織損傷の治療	岩尾　敦彦ほか
下肢重症開放骨折（Gustilo-Anderson ⅢB, C型骨折）に対するFix and Flap surgery	藤岡　正樹ほか
四肢神経損傷の治療	鳥谷部荘八

編集顧問：栗原邦弘　中島龍夫
　　　　　百束比古　光嶋　勲
編集主幹：上田晃一　大阪医科大学教授
　　　　　大慈弥裕之　福岡大学教授

No.133　編集企画：
　　宮脇剛司　東京慈恵会医科大学教授

PEPARS No.133
2018年1月10日発行（毎月1回10日発行）
定価は表紙に表示してあります．
Printed in Japan

発行者　末定　広光
発行所　株式会社 全日本病院出版会
〒113-0033 東京都文京区本郷3丁目16番4号
電話（03）5689-5989　Fax（03）5689-8030
郵便振替口座 00160-9-58753

© ZEN・NIHONBYOIN・SHUPPANKAI, 2018

印刷・製本　三報社印刷株式会社　電話（03）3637-0005
広告取扱店　㈱日本医学広告社　電話（03）5226-2791

- 本誌に掲載する著作物の複製権・翻訳権・上映権・譲渡権・公衆送信権（送信可能化権を含む）は株式会社全日本病院出版会が保有します．
- JCOPY ＜(社)出版者著作権管理機構 委託出版物＞
  本誌の無断複写は著作権法上での例外を除き禁じられています．複写される場合は，そのつど事前に，(社)出版者著作権管理機構（電話 03-3513-6969，FAX 03-3513-6979，e-mail: info@jcopy.or.jp）の許諾を得てください．
- 本誌をスキャン，デジタルデータ化することは複製に当たり，著作権法上の例外を除き違法です．代行業者等の第三者に依頼して同行為をすることも認められておりません．

すべての外科系医師に送る、手術をステップアップさせる1冊！

PEPARS (ペパーズ) No.123 2017年3月増大号

オールカラー192頁　定価5,200円＋税

実践！よくわかる縫合の基本講座

編集／東京医科大学兼任教授　菅又　章

"きれいな"縫合のコツを
　　エキスパート講師陣が伝授！

ぜひ手にお取り下さい！

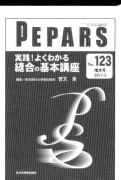

目次

形成外科における縫合法の基本（総説）	田中　克己
形成外科における縫合材料	菊池　雄二ほか
皮下縫合・真皮縫合の基本手技	横田　和典
頭部の縫合法	岸邊　美幸ほか
顔面外傷の縫合法	宮脇　剛司
眼瞼手術における縫合法	村上　正洋
頭頸部再建における縫合法	吉澤　直樹
瘢痕・ケロイドの手術における切開・縫合法の工夫	小川　令ほか
乳房再建における縫合法	堂後　京子ほか
唇裂口蓋裂手術における縫合法	佐藤　顕光ほか
四肢外傷における縫合の要点	島田　賢一
虚血肢救済手術における縫合法	安田　聖人ほか
美容外科における縫合法	鈴木　芳郎
植皮・皮弁術における縫合法	副島　一孝ほか
血管の縫合法	若槻　華子ほか
神経縫合の基礎とその実践法	林　礼人
腱の縫合法	松浦　愼太郎
リンパ管の縫合法	矢吹雄一郎ほか
リンパ管静脈吻合とリンパ節移植における縫合術	成島　三長ほか
"抜糸のいらない"縫合材料	福田　智ほか

㈱全日本病院出版会

〒113-0033　東京都文京区本郷 3-16-4
TEL：03-5689-5989　FAX：03-5689-8030
http://www.zenniti.com

2018年 全日本病院出版会 年間購読ご案内

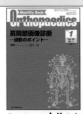

マンスリーブック　オルソペディクス
編集主幹
金子和夫／松本守雄

Vol. 31　No. 1～13（月刊）
税込年間購読料　38,448 円
（通常号 11 冊・増大号 1 冊・増刊号 1 冊）
2018 年特集テーマ──────以下続刊
No. 1　母指 CM 関節症診療マニュアル
No. 2　肘の靱帯損傷診療マニュアル

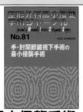

整形外科最小侵襲手術ジャーナル
最先端を分かりやすくまとめた
実践的手術ジャーナルです.
整形外科手術の新しいノウハウを
ぜひ臨床にご活用ください.

No. 86～89（季刊）
税込年間購読料　13,824 円
（通常号 4 冊：2, 5, 9, 12 月発行）
2018 年特集テーマ──────以下続刊
No. 86　膝前十字靱帯損傷における膝前
　　　　外側支持組織の役割を再考する

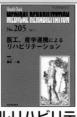

マンスリーブック　メディカルリハビリテーション
編集主幹
宮野佐年／水間正澄

No. 218～230（月刊）
税込年間購読料　39,398 円
（通常号 11 冊・増大号 1 冊・増刊号 1 冊）
2018 年特集テーマ──────以下続刊
No. 218　心大血管手術後のリハビリテーション
No. 219　医療 IT を活かすチームリハビリテーション

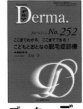

マンスリーブック　デルマ
編集主幹
照井　正／大山　学

No. 265～277（月刊）
税込年間購読料　40,932 円
（通常号 11 冊・増大号 1 冊・増刊号 1 冊）
2018 年特集テーマ──────以下続刊
No. 265　ストップ・ザ・マーチ！　予防も含めたアレルギー治療の実際
No. 266　実践　褥瘡のチーム医療―予防から治療まで―

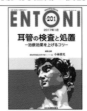

マンスリーブック　エントーニ
編集主幹
本庄　巖／市川銀一郎／小林俊光

No. 214～226（月刊）
税込年間購読料　40,716 円
（通常号 11 冊・増大号 1 冊・増刊号 1 冊）
2018 年特集テーマ──────以下続刊
No. 214　"めまい"診断の落とし穴―落ちないための心得―
No. 215　口腔・舌病変をみる

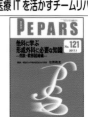

形成外科関連分野の新雑誌　ペパーズ
編集主幹
上田晃一／大慈弥裕之

No. 133～144（月刊）
税込年間購読料　41,256 円
（通常号 11 冊・増大号 1 冊）
2018 年特集テーマ──────以下続刊
No. 133　頭蓋顎顔面外科の感染症対策
No. 134　四肢外傷マニュアル

マンスリーブック　オクリスタ
編集主幹
村上　晶／高橋　浩

No. 58～69（月刊）
税込年間購読料　41,040 円
（通常号 11 冊・増大号 1 冊）
2018 年特集テーマ──────以下続刊
No. 58　スポーツ眼科 A to Z
No. 59　角膜潰瘍の診かた・治しかた

年間購読のお客様には送料サービスにて最新号をお手元にお届けいたします. そのほかバックナンバーもぜひお買い求めください.

♣ 書籍のご案内 ♣

◆ **ここからスタート！睡眠医療を知る**
　　―睡眠認定医の考え方―
　　著／中山明峰　定価 4,500 円＋税 B5 判 136 頁

◆ **Non-Surgical 美容医療超実践講座**
　　編／宮田成章　定価 14,000 円＋税 A4 判 390 頁

◆ **Mobile Bearing の実際**
　　―40 年目を迎える LCS を通して―
　　編／小堀　眞ほか　定価 4,500 円＋税 B5 判 124 頁

◆ **髄内釘による骨接合術**
　　―全テクニック公開、初心者からエキスパートまで―
　　編／渡部欣忍ほか　定価 10,000 円＋税 変形 A4 判 246 頁

◆ **カラーアトラス　爪の診療実践ガイド**
　　編／安木良博、田村敦志　定価 7,200 円＋税 B5 判 202 頁

◆ **睡眠からみた認知症診療ハンドブック**
　　―早期診断と多角的治療アプローチ―
　　編／宮崎総一郎、浦上克哉　定価 3,500 円＋税 B5 判 146 頁

ご注文は, お近くの書店, もしくはお電話, Fax, インターネット, いずれでも !!

全日本病院出版会　検索 click

全日本病院出版会
〒113-0033　東京都文京区本郷 3-16-4
TEL：03-5689-5989
FAX：03-5689-8030
http://www.zenniti.com

Monthly Book
OCULISTA
オクリスタ

平成30年1月15日発行(毎月1回15日発行) No.58
ISSN 2187-5855　文献略称 MB OCULI.

2018.**1**月号
No. **58**

スポーツ眼科 A to Z

編集企画
えだがわ眼科クリニック院長
枝川　宏

全日本病院出版会

好評書籍

超アトラス 眼瞼手術
― 眼科・形成外科の考えるポイント ―

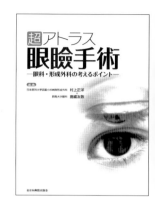

編集　日本医科大学武蔵小杉病院形成外科　村上正洋
　　　群馬大学眼科　鹿嶋友敬

B5判／オールカラー／258頁／定価（本体価格9,800円＋税）
2014年10月発行

形成外科と眼科のコラボレーションを目指す，意欲的なアトラスが登場！眼瞼手術の基本・準備から，部位別・疾患別の術式までを盛り込んだ充実の内容．計786枚の図を用いたビジュアルな解説で，実際の手技がイメージしやすく，眼形成の初学者にも熟練者にも，必ず役立つ1冊です．

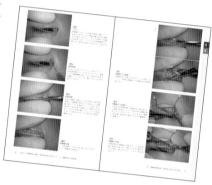

目次

I　手術前の[基本][準備]編 ― すべては患者満足のために ―
　A　まずは知っておくべき「眼」の基本
　　　― 眼科医の視点から ―
　B　おさえておきたい眼瞼手術の基本・準備のポイント
　　　― 形成外科医の視点から ―
　C　高齢者の眼瞼手術における整容的ポイント
　　　― 患者満足度を上げるために ―
　D　眼瞼手術に必要な解剖
　E　眼瞼形成外科手術に必要な神経生理

II　眼瞼手術の[実践]編
　A　上眼瞼の睫毛内反
　　　上眼瞼の睫毛内反とは
　　　埋没縫合法
　　　切開法(Hotz変法)
　B　下眼瞼の睫毛内反
　　　下眼瞼の睫毛内反とは
　　　若年者における埋没法
　　　若年者における Hotz変法
　　　退行性睫毛内反に対する Hotz変法(anterior lamellar repositioning)
　　　Lid margin split 法
　　　牽引筋腱膜の切離を加えた Hotz変法
　　　内眥形成
　C　下眼瞼内反
　　　下眼瞼内反とは
　　　牽引筋腱膜縫着術(Jones変法)
　　　眼輪筋短縮術(Wheeler-Hisatomi法)
　　　Lower eyelid retractors' advancement (LER advancement)
　　　牽引筋腱膜縫着術と眼輪筋短縮術を併用した下眼瞼内反手術

　D　睫毛乱生・睫毛重生
　　　睫毛乱生・睫毛重生とは
　　　電気分解法
　　　毛根除去法
　　　Anterior lamellar resection（眼瞼前葉切除）
　E　上眼瞼下垂
　　　上眼瞼下垂とは
　　　Aponeurosis を利用した眼瞼下垂手術
　　　Muller tuck 法（原法）
　　　CO_2レーザーを使用した眼瞼下垂手術(extended Muller tuck 宮田法)
　　　Aponeurosis とミュラー筋(挙筋腱膜群)を利用した眼瞼下垂手術
　　　眼窩隔膜を利用した眼瞼下垂手術(松尾法)
　　　若年者に対する人工素材による吊り上げ術
　　　退行性変化に対する筋膜による吊り上げ術
　　　Aponeurosis の前転とミュラー筋タッキングを併用した眼瞼下垂手術
　F　皮膚弛緩
　　　上眼瞼皮膚弛緩とは
　　　重瞼部切除（眼科的立場から）
　　　重瞼部切除（形成外科的立場から）
　　　眉毛下皮膚切除術
　G　眼瞼外反
　　　下眼瞼外反とは
　　　Lateral tarsal strip
　　　Kuhnt-Szymanowski Smith 変法
　　　Lazy T & Transcanthal Canthopexy
コラム
　　　眼科医と形成外科医のキャッチボール

全日本病院出版会　〒113-0033　東京都文京区本郷 3-16-4　Tel:03-5689-5989
　　　　　　　　　http://www.zenniti.com　　　　　　　　Fax:03-5689-8030